Katharina
Ziegelbauer

SUPER KRAFT IMMUN SYSTEM

Mit den **HAUSMITTELN** der **TCM** zu neuer Power

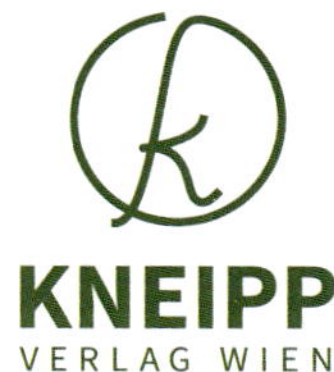

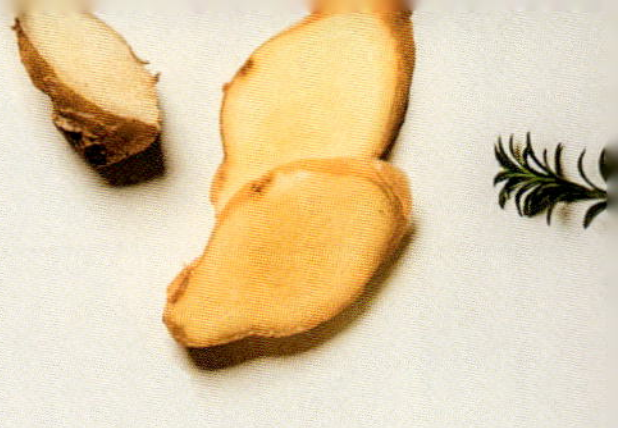

INHALT

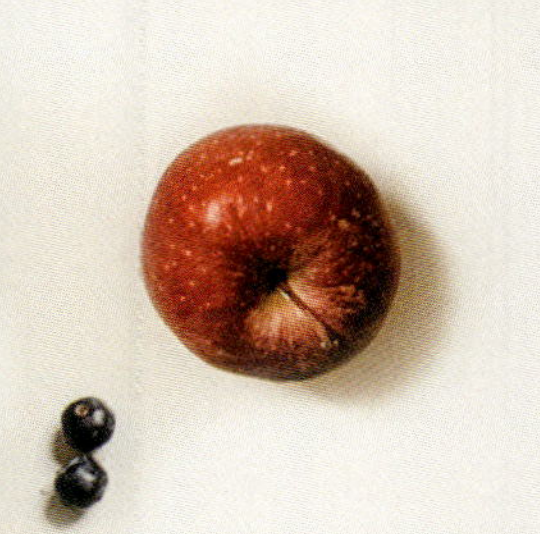

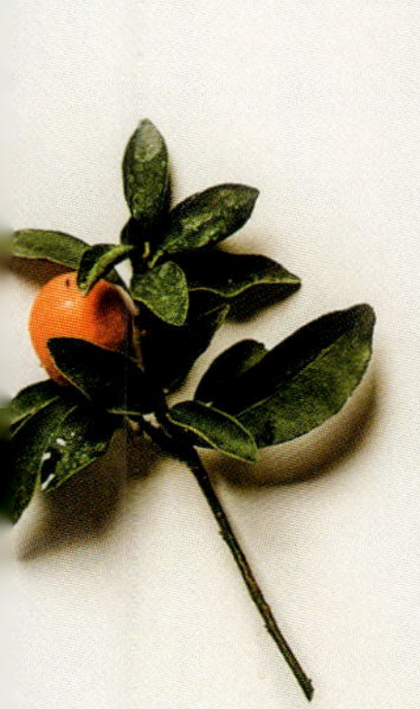

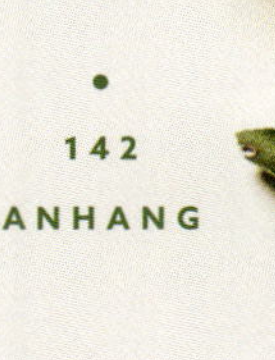

LIEBER LESER, LIEBE LESERIN!

Ich freue mich, dass Sie dieses Buch in Ihren Händen halten und etwas für Ihre Gesundheit tun wollen. Sie sind nämlich die einzige Person, die das kann! Mit dieser möglicherweise etwas unangenehmen Wahrheit heiße ich Sie herzlich willkommen und lade Sie ein, die Verantwortung für Ihren Körper und Ihr Immunsystem zu übernehmen. Auch wenn wir uns noch so sehr wünschen, dass es eine Zauberpille gäbe, die uns ein für alle Mal vor allen Krankheiten beschützt, so wissen wir doch, dass es so nicht funktioniert. Vielleicht waren Sie auch schon bei den verschiedensten Ärzten und Heilpraktikern auf der Suche nach einer Lösung für Ihre gesundheitlichen Probleme. Und Sie haben erlebt, dass die verschiedenen Mittelchen Ihnen vorübergehend helfen können, sich besser zu fühlen. Aber irgendwie kommen die Kopfschmerzen, die Gelenkschmerzen, das Sodbrennen und die grippalen Infekte immer zurück.

Könnte es sein, dass Ihr Lebensstil Ihre Gesundheit beeinflusst? Dass Sie es also wirklich in Ihren Händen haben, ob Sie gesund oder krank sind? Mit Ihrer Ernährung, Ihrem Rhythmus von Arbeit und Erholung, Ihren Schlafgewohnheiten, Ihrer Art von Bewegung oder Nicht-Bewegung, Ihren Beziehungen und sogar Ihren Gedanken und Gefühlen?

Ich bin der Überzeugung, dass es so ist. Das sind sowohl meine Erfahrungen als Ernährungsberaterin nach der Traditionellen Chinesischen Medizin (TCM) als auch das, was ich persönlich in meinem Leben erfahren habe. Aber Achtung: Das heißt nicht, dass Sie schuld daran sind, wenn Sie krank geworden sind. Ihr Körper kommuniziert einfach mit Ihnen und möchte Ihnen mit jedem Symptom, jeder Beschwerde etwas mitteilen. In der TCM lernen wir, schon kleine Beschwerden wie Verdauungsprobleme oder Kopfschmerzen ernst zu nehmen und mit unserer Ernährung und unserem Lebensstil dagegenzuwirken, damit sich keine Krankheiten daraus entwickeln. Wenn Sie die kleinen Botschaften Ihres Körpers allerdings ignorieren oder sofort mit Medikamenten unterdrücken, dann muss Ihr Körper zu stärkeren Mitteln greifen. Die Beschwerden werden heftiger, sodass Sie sie nicht mehr beiseiteschieben können und so weitermachen wie gewohnt. Ihr Körper zwingt Sie dann dazu, Ruhe zu geben und den Stress herunterzufahren. Und vielleicht sogar Ihre Ernährung zu ändern.

Jetzt höre ich einen Einwand, vielleicht sind das Ihre Gedanken? „Ja, aber die Gene spielen auch eine wichtige Rolle." In den letzten Jahren hat die wissenschaftliche Forschung herausgefunden, dass der Einfluss der Gene geringer ist als angenommen. Und nicht nur das, wir können unsere Gene mit unserer Lebensweise sogar beeinflussen.

—

In den letzten Jahren hat die wissenschaftliche Forschung herausgefunden, dass der Einfluss der Gene geringer ist als angenommen.

Das heißt, selbst wenn Sie bestimmte Gene mitbekommen haben, die Krankheiten auslösen können, können Sie durch Ihren Lebensstil mitbestimmen, ob diese Gene aktiv werden oder nicht. Dieser Forschungszweig heißt Epigenetik. Und er zeigt uns noch einmal eindrücklich, wie viel jeder von uns selbst in der Hand hat. Das ist eine wunderbare Nachricht, oder?

WIE VIEL STRESS HABEN SIE IN IHREM LEBEN?

Im Sommer 2014 habe ich meinen sicheren Nebenjob als Korrekturleserin für verschiedene Verlage verloren. Da war mir klar, dass ich jetzt alles geben möchte, um als Ernährungsberaterin nach TCM erfolgreich zu werden, damit ich davon leben kann. Zuvor hatte ich meine Tätigkeit als Ernährungsberaterin nach TCM nur als Hobby ausgeübt, da ich direkt nach dem Abschluss 2009 mein erstes Kind bekam. Inzwischen war ich Anfang 40 und Mutter von zwei Kindern. Und wusste genau: Ich möchte nie wieder zurück in ein Angestelltenverhältnis! Also habe ich die folgenden Monate sehr viel gearbeitet, um neue Kunden zu gewinnen und bekannter zu werden. Online-Marketing auf den sozialen Medien, Newsletter schreiben, zweimal in der Woche neue Blog-Artikel schreiben, die ersten Webinare ausprobieren und mein erstes eBook zur Kinderernährung schreiben. Ich war Feuer und Flamme, es hat so richtig Spaß gemacht – und auch recht schnell erste Erfolge gezeigt! An den meisten Tagen bin ich schon um 6 Uhr aufgestanden und habe losgelegt, weil ich in der Nacht davor schon wieder so viele neue Ideen hatte. Schlafen gegangen bin ich selten vor Mitternacht. Daneben gab es noch die Kinder, die meine Aufmerksamkeit brauchten. Im Dezember 2014 war es dann so weit: Ich merkte, dass ich schön langsam erschöpft war, und prompt wurde ich krank. Aus einer Erkältung entwickelte sich eine hartnäckige Nasennebenhöhlenentzündung (Sinusitis), die ich nach einigen Wochen mit Antibiotika in den Griff bekam (diese hatte ich vorher schon jahrelang nicht mehr genommen). Doch nach einigen Wochen kam die Sinusitis zurück, und mir wurde klar, dass ich meinen Lebensstil ändern muss. Ich würde weniger arbeiten, früher schlafen gehen und mehr Ruhepausen untertags einlegen müssen, das war die Botschaft meines Körpers. Ich wusste ganz genau, dass ich sonst immer wieder krank werden würde, und das wollte ich nicht.

Seither achte ich sehr gut darauf, dass ich jeden Tag ausreichend Erholungs- und Entspannungsphasen habe. Ja, Sie haben richtig gelesen – nicht nur im Urlaub oder am Wochenende, sondern jeden Tag. Und wenn ich merke, dass ich mich doch gestresst fühle, mache ich eine kurze Pause und spüre in meinen Körper hinein. Was würde mir jetzt guttun? Oft reichen schon ein paar Minuten mit bewusstem, tiefem Atmen und der Erinnerung, dass alles relativ ist: Wie wichtig ist das, was ich gerade mache und was mich unter Druck setzt und stresst, wirklich? Was passiert, wenn ich es nicht mache oder erst später? Und wie wäre es mit einer Pause?

Außerdem starte ich langsam in den Tag, mit einigen Minuten Gymnastik im Bett und am offenen Fenster, und bereite mich geistig auf den Tag vor. Wie möchte ich mich heute fühlen? Wie kann ich heute mehr Freude erleben? Wofür bin ich heute dankbar? Was möchte ich am Abend erledigt haben? Diese zehn Minuten jeden Morgen helfen mir, den ganzen Tag in mehr Gelassenheit und innerem Frieden zu verbringen.

Regelmäßige Mahlzeiten, die ich in Ruhe einnehme, sowie ein ausgeglichener Schlafrhythmus mit sieben bis acht Stunden Nachtschlaf helfen mir ebenfalls, in meiner Kraft und gesund zu bleiben. An den meisten Tagen halte ich auch eine ausführliche Mittagspause. Und so war ich seit damals nur noch selten krank, und wenn, dann nur kurz und leicht.

Vielleicht denken Sie sich jetzt, ja, bei Katharina geht das alles leicht, aber ich bin im Büro und da kann ich nicht einfach ausruhen, wenn ich Lust dazu habe. Auch die regelmäßigen Mahlzeiten sind bei mir nicht möglich, weil meine Pause zu kurz ist oder weil ich im Schichtdienst arbeite. – Ich höre Sie! Mir ist klar, dass nicht jeder seinen Tag so frei gestalten kann wie ich. Mein Tipp für Sie ist, sich im Rahmen Ihrer Möglichkeiten mehr Ausgleich zwischen Entspannung und Stress zu verschaffen und für eine gewisse Regelmäßigkeit bei Mahl- und Schlafenszeiten zu sorgen. Auch kleine Schritte bewirken viel! Sie könnten etwa am Morgen nur fünf Minuten früher aufstehen und die frische Luft am geöffneten Fenster genießen. Dabei dehnen und strecken Sie sich ein bisschen und lassen Ihre Hüften kreisen. Vielleicht lächeln Sie sich selber zu und wünschen sich einen schönen Tag und essen Ihr Frühstück. In der Arbeit nutzen Sie dann 5-Minuten-Pausen um durchzuatmen und sich bewusst zu machen, dass Sie ein wunderbarer Mensch sind, der sein Bestes gibt. Fühlen Sie in Ihrem Körper, wie es Ihnen gerade geht – wo gibt es Anspannung, oder Schmerz? Schicken Sie einen liebevollen Gedanken dorthin und einen tiefen, heilsamen Atemzug. Probieren Sie es!

> Es geht also nicht um die Vermeidung von Stress, sondern um ein gutes Stress-Management. Damit unterstützen Sie Ihr Immunsystem und helfen Ihrem Körper und Ihrem Geist, gesund und fit zu bleiben.

DAS STRESS-MANAGEMENT MACHT DEN UNTERSCHIED

Sowohl die TCM als auch die wissenschaftliche Forschung der westlichen Welt kommen immer wieder zum selben Ergebnis: Stress macht krank. Das heißt nicht, dass wir uns in Watte packen und uns keinen Herausforderungen mehr aussetzen sollten. Positiver Stress, wie die Aufregung vor einer Hochzeit oder die Arbeit im Rahmen eines sinnvollen Engagements, kann sogar förderlich für die Gesundheit sein. Wichtig ist die Dauer: Wenn körperliche und geistige Belastung und der Druck zu lange andauern, macht auch positiver Stress krank. Dies ist außerdem individuell sehr unterschiedlich. Vertrauen Sie Ihrem Körper und nehmen Sie seine Signale wahr. Wenn Sie etwa Schlafstörungen oder Verdauungsprobleme bekommen, seien Sie achtsam und nehmen Sie diese ernst. Fragen Sie sich: Habe ich zu viel Stress in meinem Leben? Wo kann ich kürzertreten? Wie wichtig ist mir das, was ich gerade mache? Und wie wichtig wird es mir in fünf oder zehn Jahren sein, wenn ich zurückschaue?

Es geht also nicht um die Vermeidung von Stress, sondern um ein gutes Stress-Management. Damit unterstützen Sie Ihr Immunsystem und helfen Ihrem Körper und Ihrem Geist, gesund und fit zu bleiben.

TIPPS ZUM GEBRAUCH DIESES BUCHES

Im ersten Teil erfahren Sie, wie das Immunsystem aus Sicht der Traditionellen Chinesischen Medizin (TCM) funktioniert. Was haben Ihr Qi und Ihr Yin und Yang damit zu tun? Und warum ist die Lunge so wichtig für das Immunsystem? Bei jedem Kapitel finden Sie eine Menge praktischer Tipps, mit denen Sie gleich heute beginnen können, Ihre Abwehrkraft zu stärken.

Im zweiten Teil geht es um die häufigsten Erkrankungen der Atemwege und ihre Symptome, von einer Erkältung und Husten bis zu Fieber und Grippe. Sie erfahren, welche Ursachen aus Sicht der TCM hinter diesen Beschwerden stecken. Sie können dort nachschlagen, wenn Sie krank sind, um die passenden Hausmittel, Kräutertees, Ernährungstipps und Heilrezepte zu finden.

In beiden Teilen finden Sie außerdem Heil- und Kochrezepte, mit denen Sie Ihr Immunsystem stärken oder etwa Schleim aus der Lunge ausleiten können. Probieren Sie aus, was Sie anlacht, und nehmen Sie die Rezepte als Inspiration, Ihre eigenen Lieblingsgerichte zu erschaffen.

—

Kochen stärkt Geist,
Seele und Körper!

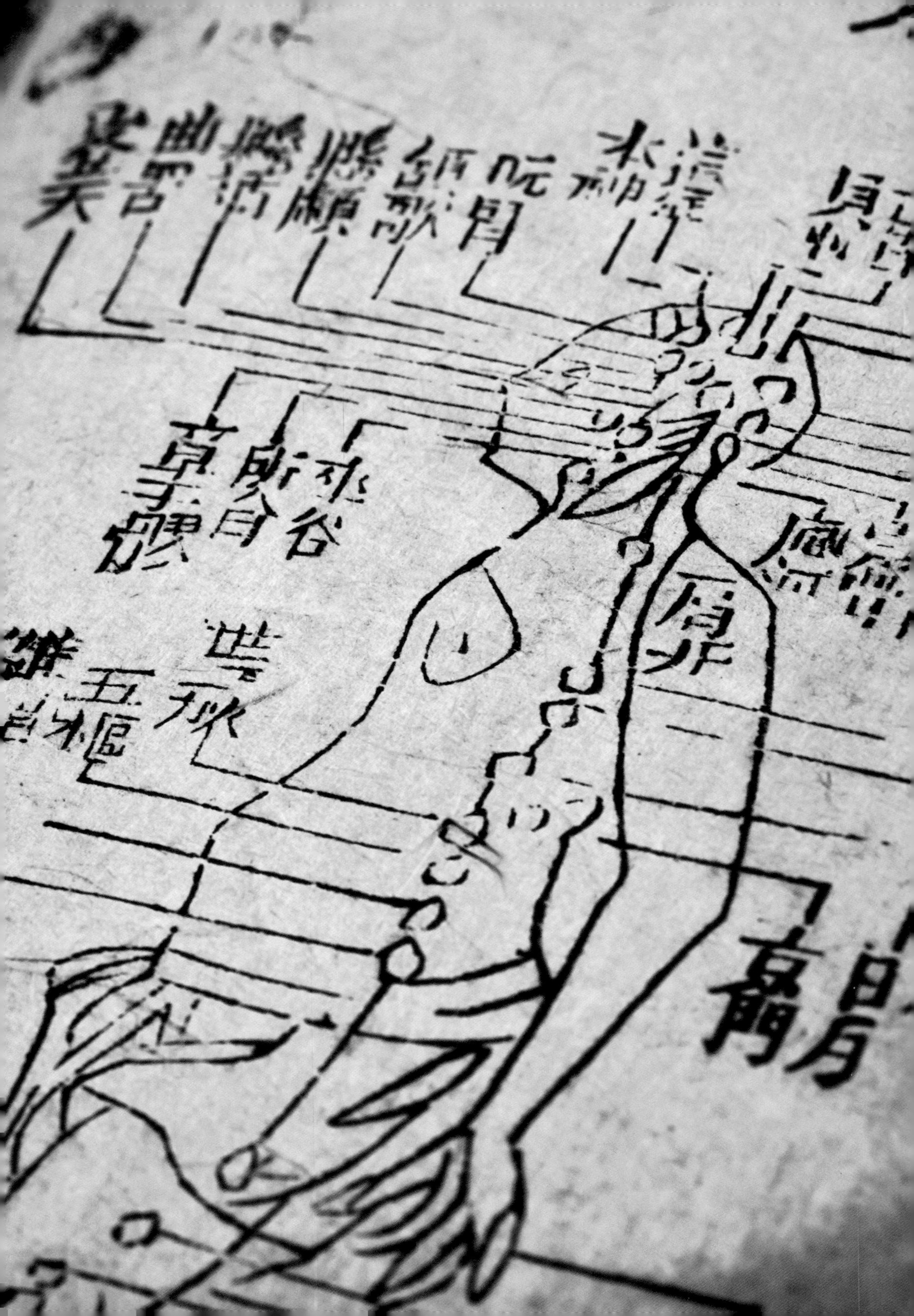

懸釐
懸顱
頷厭
完骨
本神
率谷
五樞
日月

IMMUNSYSTEM NACH TCM

•

DIE TCM IST IN ERSTER LINIE EINE PRÄVENTIVE MEDIZIN. SIE IST ALSO EINE MEDIZIN, DIE VORBEUGEND WIRKT, DAMIT WIR GAR NICHT ERST KRANK WERDEN. IM ALTEN CHINA HAT EIN ARZT AUCH NUR SO LANGE GELD ERHALTEN, SOLANGE SEIN PATIENT GESUND WAR.

•

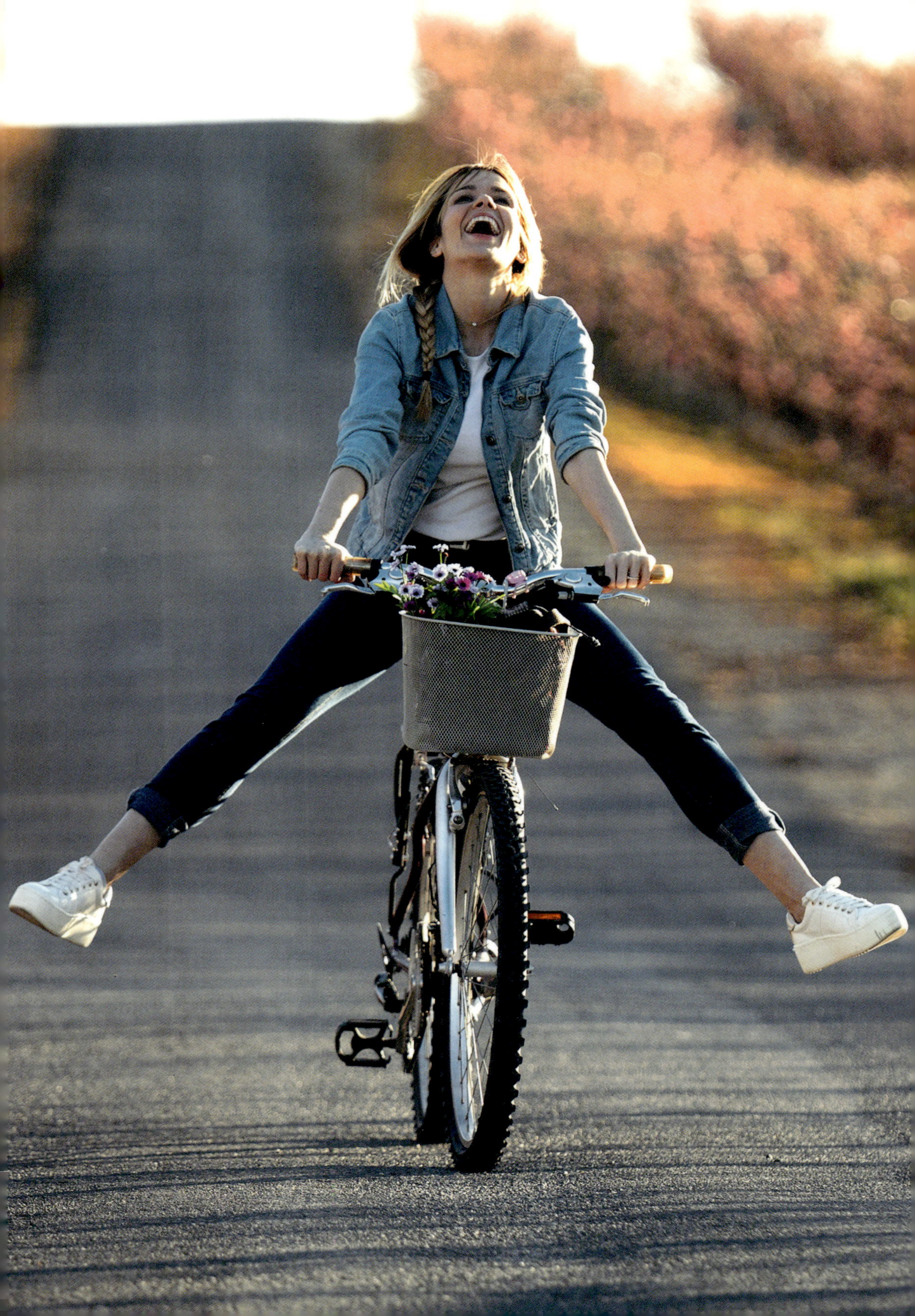

GESUNDHEIT AUS SICHT DER TRADITIONELLEN CHINESISCHEN MEDIZIN

Nach TCM ist der Mensch dann gesund, wenn er ausreichend Qi (Lebensenergie) hat, das frei durch seinen Körper fließt und so alle Organe gut versorgen kann.

Eine weitere Definition für Gesundheit ist, dass sich Yin und Yang im Gleichgewicht befinden. Yin steht für das „Kühlwasser" im Körper, das uns befeuchtet, nährt und für innere Ruhe und guten Schlaf sorgt. Yang steht für die Energie, unseren Antrieb und die Wärme im Körper, es ist unser inneres Feuer.

Die TCM ist vor allem eine präventive Medizin, also eine, die vorbeugt, damit wir erst gar nicht krank werden. Im alten China hat der Arzt nur so lange Geld bekommen, solange der Patient gesund war.

Sie können Ihre Gesundheit stärken und gleichzeitig vorsorgen, dass Sie nicht krank werden: indem Sie schon kleine Anzeichen für einen Mangel an Qi oder für ein Ungleichgewicht von Yin und Yang ernst nehmen und dagegensteuern.

—

„Grabe den Brunnen
nicht erst dann,
wenn du durstig bist!"

Chinesisches Sprichwort

Diese Anzeichen zeigen Ihnen, dass Ihr Qi und Ihr Yin und Yang nicht in der Balance sind:

- *Immer wiederkehrende Verdauungsprobleme wie Blähungen oder Sodbrennen*
- *Müdigkeit am Tag und chronischer Energiemangel*
- *Regelmäßige Schlafstörungen*
- *Menstruationsbeschwerden wie Bauchkrämpfe und unregelmäßige Blutungen*
- *Wiederkehrende Kopfschmerzen*
- *Stimmungsschwankungen, Gereiztheit, Depression*
- *Häufige Erkältungen und Infektanfälligkeit, also ein geschwächtes Immunsystem*

ERKENNEN SIE SICH WIEDER?

Vielleicht denken Sie jetzt, dass diese Beschwerden ja nicht schlimm sind, eigentlich sogar ganz normal. Immerhin klagt in unserer Gesellschaft fast jeder über Müdigkeit, Kopfschmerzen oder Magenprobleme. Wenn Sie dann zum Arzt gehen und der keine organische Ursache findet, dann ist es halt „wegen dem Stress". Finden Sie sich damit ab, da kann man eh nichts machen!

Genau hier hat die Traditionelle Chinesische Medizin ihren großen Auftritt. Sie nimmt diese „kleinen", alltäglichen Beschwerden nämlich sehr ernst und sieht sie als Signale des Körpers, dass etwas nicht im Gleichgewicht ist. Aber wenn wir dann

> Warten Sie nicht, bis Sie wirklich krank werden, sondern ändern Sie gleich heute Ihren Lebensstil – Schritt für Schritt, damit Ihr Körper wieder in die Balance kommt und seine Selbstheilungskräfte ihre Wirkung entfalten können.

weitermachen wie bisher, werden diese Signale stärker, und wir können dann so richtig krank werden.

Ich habe selbst erlebt, welchen Unterschied es macht, auf den eigenen Körper zu hören – oder eben nicht. Viele Jahre waren Verdauungsprobleme mit Übelkeit und Durchfällen für mich ganz normal, ebenso wiederkehrende Schwindelanfälle, Erschöpfung und starke Ekzeme (Neurodermitis). Obwohl es mir damit alles andere als gut ging, war ich eine Meisterin darin, diese Beschwerden zu verdrängen, und weiter Fastfood und Schokolade zu essen und viel zu spät schlafen zu gehen. Natürlich hatte ich auch jedes Jahr mehrmals Erkältungen mit Fieber, langwierige Nasennebenhöhlenentzündungen, Husten und mehr. Auch damit hatte ich mich irgendwie schon abgefunden.

Doch seit ich meine Ernährung vor rund 15 Jahren nach der Traditionellen Chinesischen Medizin umgestellt habe, hat sich all dies wesentlich verbessert und ich bin heute fast nie mehr krank. Und falls doch, dann habe ich einen Tag erhöhte Temperatur und etwas Schnupfen, und das war es dann. Das ging natürlich nicht von heute auf morgen, sondern es war ein Prozess, der einige Jahre gedauert hat, in denen ich mich letztlich immer wohler und gesünder gefühlt habe.

Mein Appell, den ich mit diesem Buch an Sie richten möchte, lautet: Warten Sie nicht, bis Sie wirklich krank werden, sondern ändern Sie gleich heute Ihren Lebensstil – Schritt für Schritt, damit Ihr Körper wieder in die Balance kommt und seine Selbstheilungskräfte ihre Wirkung entfalten können. Sie werden in diesem Buch lernen, wie Sie Ihr Qi stärken können, wie Sie Stagnationen auflösen können, damit die Lebensenergie frei fließt und Ihr ganzer Körper gut versorgt wird, und wie Sie Ihr Yin und Yang ins Gleichgewicht bringen können – ganz einfach mit Ihrer täglichen Ernährung und Ihrem Lebensstil.

SO BRINGEN SIE YIN UND YANG INS GLEICHGEWICHT

Yin steht für Loslassen, Genießen, Ausruhen, Nichtstun und „einfach sein". Es entspricht der Nacht, dem weiblichen Prinzip und der schwarzen Farbe im Bild.

Yang steht für Tun, Bewegung, Energie und „das Leben anpacken". Es entspricht dem Tag, dem männlichen Prinzip und der weißen Farbe im Bild.

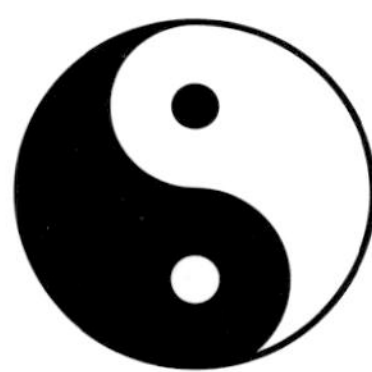

SIND DIESE BEIDEN KRÄFTE IN IHREM LEBEN IM GLEICHGEWICHT?

Der Mensch ist gesund, wenn Yin und Yang

- *ausreichend vorhanden und*
- *einigermaßen im Gleichgewicht sind*

Im Körper entspricht das Yin dem kühlenden, nährenden, beruhigenden Prinzip. Das Yang hingegen wärmt und gibt uns Energie und Lebensfreude. Wenn sie in der Balance sind, dann haben wir ein ausgeglichenes Temperaturempfinden, die Füße sind warm und der Kopf ist kühl. Wir haben ausreichend Energie für den Tag, um die Aktivität zu genießen, und können am Abend gut zur Ruhe kommen und in der Nacht erholsam schlafen.

Ein Ungleichgewicht merken Sie also an Schlafstörungen, Erschöpfung untertags, Hitzewallungen oder ständigem Frieren (gerne auch abwechselnd). Ihre Nerven sind möglicherweise gereizt, und Sie können schwer zur Ruhe kommen, das entspricht einem Yin-Mangel. Oder Sie sind antriebslos und könnten nur noch schlafen, das wäre der Yang-Mangel.

In unserer Leistungsgesellschaft steht bei vielen Menschen das Yang im Vordergrund, also das aktive Prinzip: Wir sind den ganzen Tag am Tun und Erledigen, und am Abend gehen wir vielleicht noch ins Fitnesscenter. Für regelmäßige, hochwertige Mahlzeiten nehmen wir uns nicht die Zeit, und am Abend kommen wir kaum vor Mitternacht ins Bett.

Eine solche Lebensweise führt auf Dauer zu einem Mangel an Yin, da die beiden sich gegenseitig kontrollieren und beeinflussen: Zu viel Feuer (Yang) verbrennt das Yin.

Natürlich gibt es auch das Gegenteil. Wenn ein Mensch seine Tage mit Nichtstun und Herumliegen verbringt, wird der Yin-Aspekt zu sehr betont, und das Yang bekommt ein Problem. – Wir brauchen beides in unserem Leben!

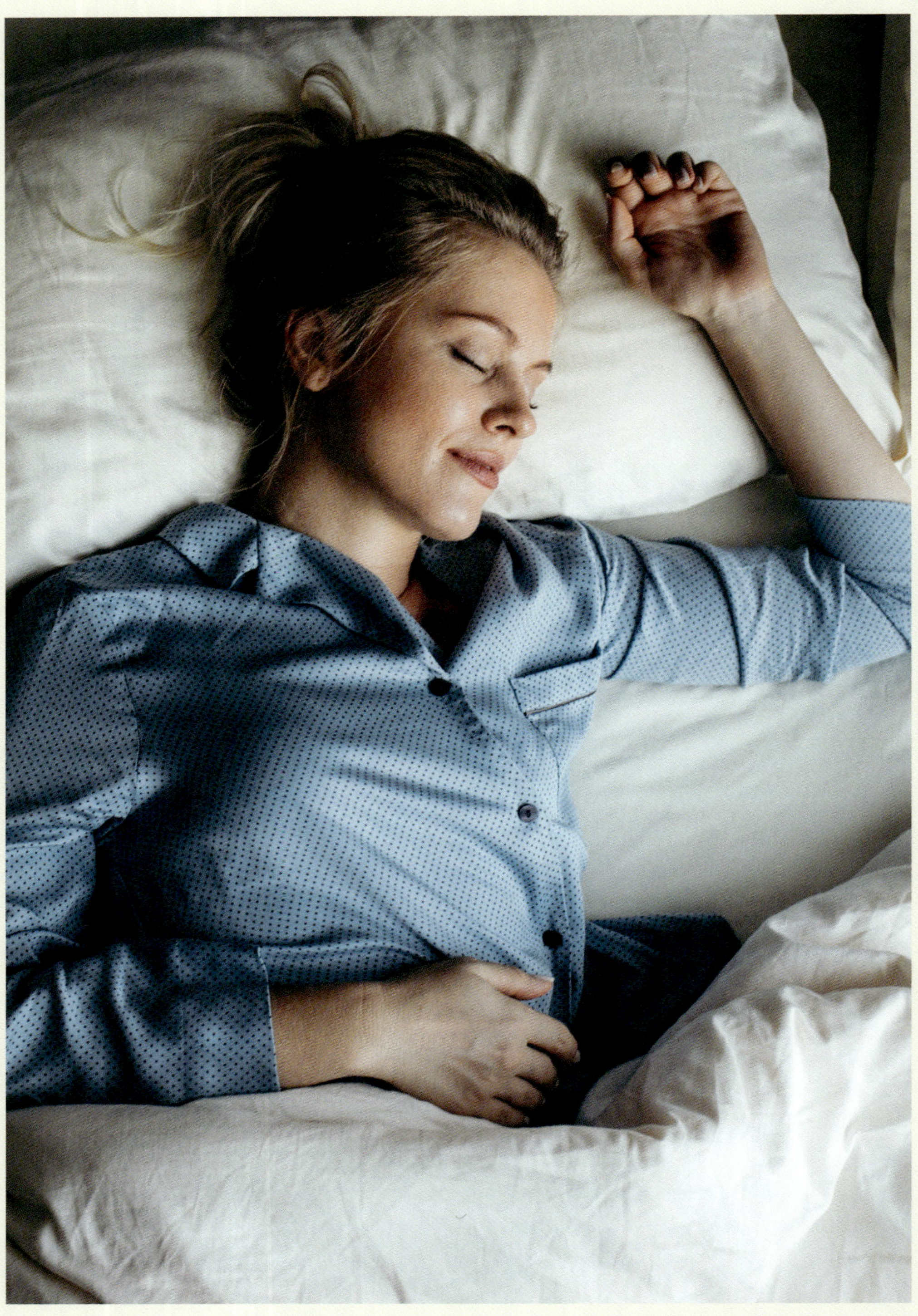

GUTER SCHLAF STÄRKT DAS IMMUNSYSTEM

Wie viele Stunden schlafen Sie im Schnitt pro Nacht? Die meisten Menschen brauchen sechs bis acht Stunden Schlaf, um gesund und leistungsfähig zu sein. Achten Sie darauf, ob Sie am nächsten Morgen ausgeschlafen sind und leicht aufstehen können – so finden Sie heraus, ob Sie genug schlafen. Brauchen Sie jeden Morgen den Wecker, um aufzuwachen? Das könnte ein Zeichen sein, dass Sie früher ins Bett gehen sollten. Wenn Sie dauerhaft zu wenig schlafen, leidet Ihr Immunsystem.

Auch die westliche Medizin rät zu ausreichend Schlaf, um die Abwehrkraft zu stärken. Bestimmte Abwehrzellen arbeiten während des Schlafs besonders gut: die T-Zellen. Diese kümmern sich um von Krankheitserregern befallene Zellen und zerstören sie. So sorgt Ihr Körper im Schlaf dafür, dass Sie gesund bleiben! Interessanterweise weiß man heute auch, dass mangelnder Schlaf unser Mikrobiom negativ beeinflusst, also unseren Darm, der ja fürs Immunsystem eine wesentliche Rolle spielt.

Der Schlaf vor Mitternacht ist in der TCM deshalb so wichtig, weil sich das Yin in dieser Zeit am besten erholt. Ich gehe am liebsten zwischen 22 und 22.30 Uhr schlafen und merke, dass ich mich mit diesem Rhythmus am besten fühle und am Morgen gut aufstehen kann. Probieren Sie es aus! Wie fühlt sich das an, wenn Sie eine Woche regelmäßig um 22.30 Uhr schlafen gehen statt erst um 23.30 Uhr oder noch später?

Finden Sie Ihren persönlichen Schlafrhythmus und halten Sie sich an den meisten Tagen daran. Unser Körper funktioniert am besten, wenn wir jeden Tag ungefähr zur gleichen Zeit essen, auf die Toilette gehen und schlafen. Nach TCM dient das nicht nur der Balance von Yin und Yang, sondern auch dem freien Fluss des Qi.

Falls Sie chronische Schlafstörungen haben, nehmen Sie diese ernst und suchen Sie Hilfe!

Um gesund zu sein und auch zu bleiben, ist es wesentlich, auf dieses Gleichgewicht zu achten. Sonst kann es passieren, dass erst ein Unfall oder eine Krankheit dafür sorgt, dass die Balance wiederhergestellt wird, weil Sie dann nämlich keine Wahl mehr haben und sich ausruhen *müssen*.

Neben dem Lebensstil können Sie auch mit Ihrer Ernährung dafür sorgen, dass Ihr Yin und Yang im Gleichgewicht sind. Der erste und wichtigste Tipp hierfür lautet: Stärken Sie Ihr Qi, da dieses die Basis für alles Yin und Yang im Körper ist (siehe Kapitel „Die Rolle der Verdauung für Ihr Immunsystem", → *Seite 34*). Das funktioniert vor allem mit regelmäßigen, gekochten Mahlzeiten, die für Ihre individuelle Verdauungskraft gut bekömmlich sind. Nehmen Sie sich Zeit fürs Kochen wie fürs Essen und lassen Sie auch keine Mahlzeiten aus.

Der nächste Tipp, den ich Ihnen ans Herz legen möchte, betrifft die thermische Wirkung der Nahrungsmittel. Meiden Sie ein Übermaß an erhitzenden, „yangigen", Zutaten, wie scharfen Gewürzen, gegrilltem Fleisch, Kaffee, um Ihr Yin nicht zu schädigen. Dies gilt besonders dann, wenn Sie die innere Hitze schon spüren: in Form von übermäßigem Schwitzen, Hitzewallungen oder einem heißen Kopf.

Reduzieren Sie außerdem alles stark Abkühlende, wie Joghurt, Smoothies, Orangensaft, zu viel Rohkost, kalte Getränke, um Ihr Yang, das innere Feuer, nicht zu stark abzukühlen. Dies hilft Ihnen vor allem dann, wenn Sie oft kalte Füße haben und leicht frieren.

Diese Tipps haben den Vorteil, dass man sie an die jeweilige Jahreszeit anpassen kann. An einem heißen Sommertag verträgt unser Yang normalerweise mehr Rohkost als im Winter. Achten Sie darauf, welches Gemüse und welche Früchte es in Ihrer Region zu kaufen gibt, und lassen Sie Sommergemüse wie Tomaten im Winter im Regal liegen. Das saisonale Angebot entspricht meistens auch der thermischen Wirkung, die wir je nach Jahreszeit in unserem Klima brauchen.

—

Sind Yin und Yang im Ungleichgewicht, kann es passieren, dass ein Unfall oder eine Krankheit die Balance wiederherstellt: Weil Sie dann keine Wahl haben und sich ausruhen müssen.

IHRE LEBENSENERGIE WILL FLIESSEN!

Schmerzen oder Spannungsgefühle, die irgendwo im Körper auftreten, zeigen, dass das Qi nicht frei fließt. Alle Schmerzen werden nach TCM auf ein stagnierendes Qi – und in der Folge stagnierendes Blut – zurückgeführt. Ein freier Qi-Fluss sorgt außerdem für ausgeglichene Emotionen, eine regelmäßige Verdauung und eine regelmäßige, schmerzfreie Menstruation.

Wenn das Qi immer wieder ins Stocken gerät, gelangt es nicht mehr an alle Stellen im Körper, an denen es benötigt wird. So kann das Qi etwa die Wärme nicht mehr bis zu den Körperenden bringen, was wir an kalten Händen und Füßen merken, wenn der Rest des Körpers warm ist. Die Folge ist ein Qi-Mangel, nicht zuletzt auch ein Mangel an Abwehr-Qi, das uns vor krankmachenden Einflüssen schützen soll (siehe nächstes Kapitel).

Typische Symptome einer Qi-Stagnation sind Kopfschmerzen, wechselnde Verdauungsprobleme, das Prämenstruelle Syndrom (PMS), Druckgefühle unter den Rippenbögen, Stimmungsschwankungen und Reizbarkeit, Wetterfühligkeit, nächtliches Zähneknirschen.

Auslöser einer Qi-Stagnation sind häufiges Überessen, hastiges Essen, zu viel Fettiges, Süßes, Fast Food, Kaffee und Alkohol. Weiters können Stress, Überarbeitung, mangelnde Bewegung und das Unterdrücken von Ärger, Angst und anderen Emotionen – ebenso wie das zu starke Ausleben derselben – Ihr Qi stagnieren lassen.

Dass Angst das Immunsystem schwächt und Freude die Gesundheit stärkt, weiß auch die westliche Medizin. In der TCM kennt man noch Traurigkeit als Emotion der Lunge, die das Qi der Lunge und damit das Abwehr-Qi schädigt, wenn sie uns übermäßig belastet. Um das Qi wieder in den gleichmäßigen und freien Fluss zu bekommen, reicht es deshalb meist nicht, nur die Ernährung zu ändern. Auch unser Lebensstil spielt eine wichtige Rolle, und oft ist es für Menschen mit Qi-Stagnation wichtiger, mehr Entspannung und Freude in ihr Leben zu integrieren und den Druck herauszunehmen. Bewegung mit Freude und ohne Leistungsdruck, Lachen, Tanzen, Singen und andere kreative Tätigkeiten bringen Ihr Qi wieder zum Fließen. In der TCM wird zur Förderung des Qi-Flusses auch Akupunktur empfohlen (bei TCM-ÄrztInnen).

Für die Ernährung gilt: Weniger Fleisch, mehr Gemüse. Und essen Sie langsamer und in Ruhe, möglichst nicht im Stress oder nebenbei. Meiden Sie schwierige Gespräche bei Tisch. Und hören Sie zu essen auf, wenn Sie angenehm satt sind.

NAHRUNGSMITTEL, DIE IHR QI BEWEGEN

- Apfelessig (unpasteurisiert)
- Artischocken
- Auberginen
- Basilikum, Kresse, Minze
- Blütentees wie Orangen- oder Rosenblütentee
- Fenchel
- grüne, frische Kräuter
- Kohlrabi, Grünkohl
- Kürbiskerne
- Löwenzahn
- Oliven
- Pfefferminz- und Jasmintee
- Radieschen, Rettich (roh)
- Rote Beten
- Safran, Kurkuma
- Sprossen
- Staudensellerie (roh und gekocht)
- Pflaumen

Diese Nahrungsmittel, Gewürze und Getränke wirken langsam, aber stetig. Für eine optimale Wirkung essen Sie regelmäßig kleine Mengen davon (mehr wirkt nicht mehr, wichtiger ist die Regelmäßigkeit).

Erwärmende Gemüsearten wie Zwiebel, Knoblauch und Lauch bewegen ebenfalls das Qi, auch Schnitt- und Bärlauch (etwas weniger wärmend als Zwiebel, Knoblauch und Lauch). Sie sind jedoch bei innerer Hitze nur in Maßen geeignet. Aus meiner Praxis weiß ich, dass die meisten Menschen mit einer Qi-Stagnation auch Hitze-Symptome aufweisen (z. B. Akne, Sodbrennen, Hitzewallungen, starkes Schwitzen). Wenn Ihnen ständig kalt ist, könnten Zwiebel & Co gut für Sie sein. Achten Sie aber bitte auf die Menge – nehmen Sie lieber etwas weniger davon.

Um Ihre Symptome zu verbessern, achten Sie vor allem darauf, Ungünstiges zu reduzieren. Damit können Sie auf Dauer mehr erreichen als mit Akupunktur, Kräutern oder speziellen Nahrungsmitteln.

Wichtig: Versuchen Sie, die Ernährungstipps nicht allzu strikt zu befolgen. Denn das erzeugt wiederum neuen Druck, der der Leber schadet und eine neue Stagnation bewirkt. Vorrangig ist, sich zu entspannen und zu genießen.

—

Die meisten Menschen mit einer Qi-Stagnation weisen auch Hitze-Symptome auf. Ist Ihnen jedoch ständig kalt, könnten Zwiebel & Co gut für Sie sein.

ALKOHOL UNTERDRÜCKT IHR IMMUNSYSTEM

Kann ein Gläschen Wein schaden? Wie immer kommt es auf die Menge und die Häufigkeit an. Die Dosis macht das Gift, wie schon Paracelsus sagte.

Aus Sicht der TCM erzeugt Alkohol innere Hitze, kann also Entzündungen auslösen. Er belastet die Leber und die Verdauung und führt zu unruhigem Schlaf. Außerdem hemmt Alkohol den freien Fluss des Qi, wenn wir zu viel davon trinken. All das macht auf Dauer krank.

Auch die wissenschaftliche Forschung weiß, dass Alkohol die Arbeit des Immunsystems blockiert und wir uns dadurch leichter anstecken.

Müssen Sie jetzt ganz auf Ihr Bier oder Ihr Glas Wein verzichten? Nein, aber achten Sie bitte auf die Menge und die Häufigkeit. Machen Sie folgendes Experiment: Verzichten Sie für vier Wochen auf Alkohol und vergleichen Sie, wie sich die Qualität Ihres Schlafs verändert, Ihre Verdauung sowie Ihr gesamtes Wohlbefinden. Sie könnten eine Überraschung erleben ...

WAS MACHT SIE GLÜCKLICH?

Glückliche Menschen leben länger. Glück und Freude und Lachen stärken das Immunsystem. Aber was macht Sie eigentlich glücklich?

WIE LAUTET IHRE SPONTANE ANTWORT AUF DIESE FRAGE?

Es zahlt sich aus, darüber nachzudenken. Sowohl die westliche Wissenschaft als auch die TCM weiß, dass Emotionen unsere Gesundheit direkt beeinflussen. Wenn Sie zufrieden sind, in sich ruhen, gelassen und freundlich mit sich und anderen sind, werden Sie wahrscheinlich seltener krank sein, als wenn Sie mit vielem in Ihrem Leben unzufrieden sind, einen Groll gegen bestimmte Personen oder das Leben im Allgemeinen hegen und sich oft unglücklich fühlen.

Es gibt viele Bücher zur Glücksforschung, ein empfehlenswertes ist etwa „Die sieben Schlüssel zum Glück“ von Deepak Chopra.[1] Ich möchte hier nur zwei Aspekte anführen, die Ihnen bei der Suche nach Glück weiterhelfen könnten.

Es geht nicht um kurzfristiges Vergnügen, sondern um langfristige, nachhaltige Zufriedenheit. Unser Stammhirn ist immer auf der Suche nach dem schnellen Kick, der schnellen Befriedigung. Deshalb könnten wir glauben, dass es die Tafel Schokolade ist oder das teure Auto oder die Designer-Handtasche, die uns glücklich macht. Doch diese oberflächlichen Befriedigungen machen uns nicht wirklich zufrieden. Das merken Sie daran, dass Sie schon wenige Stunden oder Tage nach einem solchen Erlebnis wieder die innere Unruhe fühlen. Die Stimme in Ihnen fragt: Und was kommt als nächstes? Was machen wir jetzt? – Gönnen Sie sich also ruhig ein schnelles Vergnügen zwischendurch – im Bewusstsein, dass es weder Ihr Glück noch Ihre Gesundheit fördert. Überlegen Sie: Was macht Sie langfristig glücklich und zufrieden? Zum Beispiel eine sinnvolle, befriedigende Arbeit, die Beziehungen zu Ihren Liebsten zu verbessern sowie Zeit und Energie in diese zu investieren, Ihre Ernährung so umzustellen, dass Sie sich wieder richtig wohl in Ihrer Haut fühlen und mehr Energie haben. All dies erfordert einen gewissen Aufwand, eine Anstrengung und die Bereitschaft, sich währenddessen auch mal schlecht zu fühlen. Langfristig sind es jedoch die Dinge, die Sie geistig und körperlich stärker und widerstandsfähiger machen. Und natürlich glücklicher!

Es geht nicht darum, sich nur noch gut zu fühlen. Das Ziel ist nicht, nie wieder traurig, ängstlich, ärgerlich, gelangweilt oder einsam zu sein. All diese Gefühle gehören zum Leben als Mensch hier auf der Erde dazu! Paradoxerweise ist es gerade das Ankämpfen dagegen, also der Widerstand, was uns unglücklich macht. Gefühle sind Botschaften aus unserem Unbewussten und wollen gefühlt werden. Versuchen Sie, sich in die Angst oder Traurigkeit hinein zu entspannen und sie einfach da sein zu lassen. Erleben Sie, wie Gefühle kommen und wieder gehen. Und spüren Sie auch die angenehmen Gefühle wie Freude, Liebe und Dankbarkeit bewusster. Wo in Ihrem Körper sind diese Gefühle, was empfinden Sie dabei? Buchtipp: „Versöhnung mit dem inneren Kind“, Thich Nhat Hanh.[2]

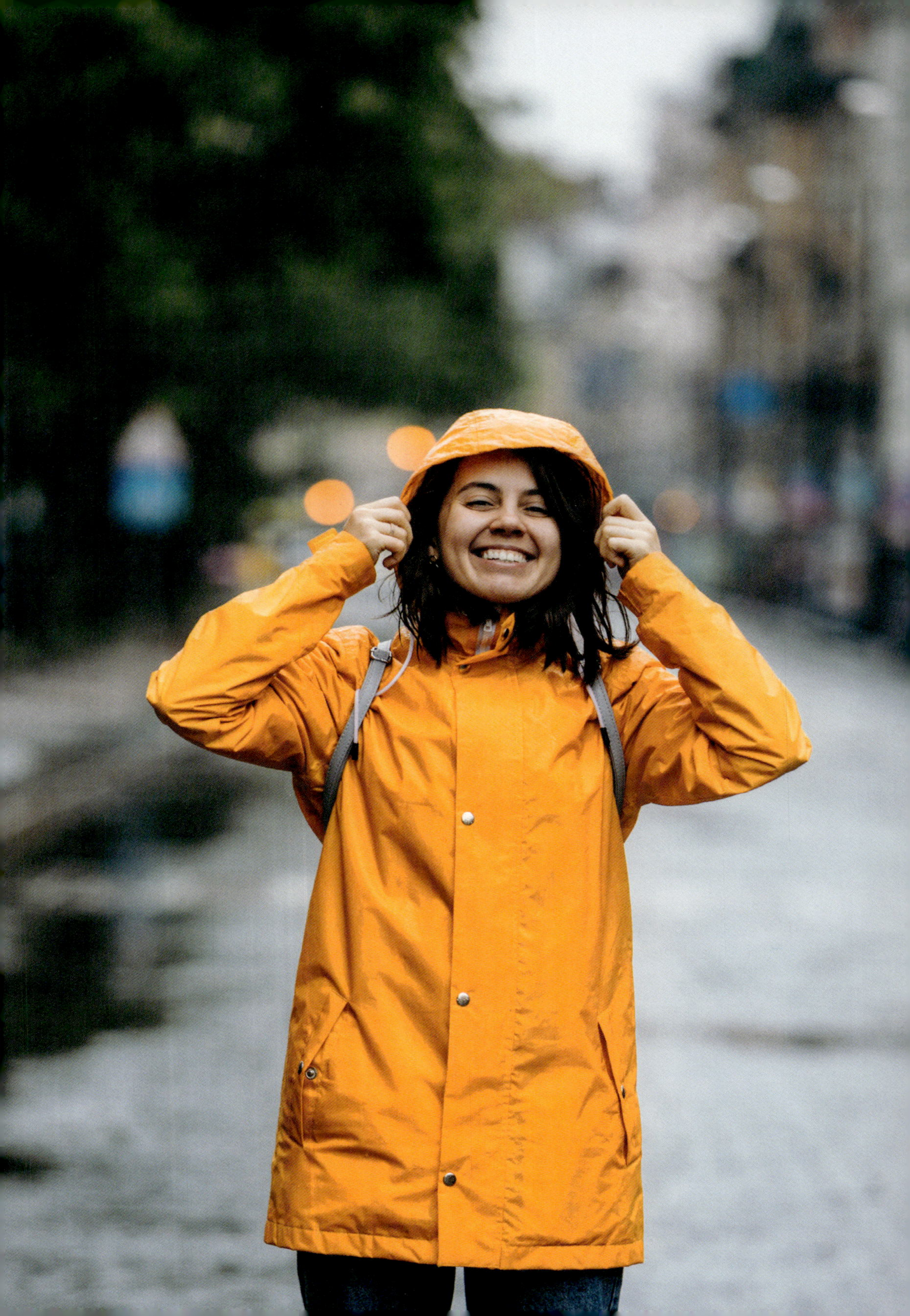

DAS ABWEHR-QI WOHNT IN DER LUNGE

Auf der Suche nach einer TCM-Entsprechung für unser Immunsystem bin ich auf das Abwehr-Qi gestoßen. Auf Chinesisch heißt es „Wei-Qi" und ist ein Teil des Lungen-Qi.

Das Abwehr-Qi wird von der Lunge durch den Körper geschickt, um äußere Einflüsse abzuwehren. Sie können sich das so vorstellen, dass das Abwehr-Qi knapp unter der Hautoberfläche durch den Körper fließt und Sie den ganzen Tag vor eindringender Kälte, Wind, Bakterien und Viren (nach TCM entsprechen diese einer eindringenden Hitze) beschützt. Weil es sich am Abend in das Körperinnere zurückzieht, kann es dann eher zu Frösteln oder Niesen kommen.

Das Abwehr-Qi kontrolliert das Öffnen und Schließen der Poren und damit das Schwitzen. Bei einem geschwächten Abwehr-Qi kann es deshalb zu spontanem, „kaltem" Schwitzen kommen, also einem Schwitzen ohne Anstrengung, das eher großflächig auftritt (z. B. am Rücken). Begleitet wird dieses Schwitzen durch ein Schwächegefühl.

—

Das Abwehr-Qi wird von der Lunge durch unseren Körper geschickt, um äußere Einflüsse abzuwehren.

Wenn Sie nach dem Saunagang eine kalte Dusche nehmen oder an einem heißen Sommertag in Ihr Auto mit Klimaanlage einsteigen, ist das für Ihr Abwehr-Qi besonders herausfordernd. Das sind genau die Situationen, in denen wir uns bei einem geschwächten Immunsystem leicht eine Erkältung zuziehen. Auch die Wechsel der Jahreszeiten mit ihren oft starken Temperaturschwankungen können bei einem Mangel an Abwehr-Qi leicht zu Erkrankungen führen. Achten Sie darauf, diese Übergänge für sich sanfter zu gestalten, etwa nach der Sauna lauwarm statt kalt zu duschen oder im Frühling beim ersten Sonnenschein nicht gleich ohne Jacke hinauszugehen.

Damit das Abwehr-Qi uns optimal schützen kann, braucht es ausreichend Wärme, also Yang. So stellt es sicher, dass Ihre Körperoberfläche nicht auskühlt und die richtige Temperatur im Körper aufrecht bleibt. Denken Sie an einen kalten, windigen Wintertag, an dem Sie Ihren Schal zuhause vergessen haben. Da braucht es gute Abwehrkräfte und ausreichend innere Wärme, um sich nicht zu verkühlen. Eindringende Wind-Kälte ist nach TCM ein wichtiger Auslöser für Erkältungen. Durch mehr gekochtes Essen, wie es die Traditionelle Chinesische Medizin empfiehlt, wärmen Sie sich von innen und stärken so neben dem Yang auch Ihr Abwehr-Qi.

VITAMIN C UND ORANGENSAFT ZUR STÄRKUNG DES IMMUNSYSTEMS?

Sie kennen sicher den Tipp, mehr Vitamin C zu sich zu nehmen, um das Immunsystem zu stärken und Krankheiten entgegenzuwirken. Ich kann mich erinnern, dass meine Eltern früher Ascorbinsäure (künstliches Vitamin C) zuhause hatten und die ganze Familie immer wieder mal eine Prise einnahm, um gesund zu bleiben. Seit ich vor 14 Jahren die TCM kennengelernt habe, verzichte ich auf Ascorbinsäure, ebenso auf Orangensaft und Mandarinen. Und ich bin seit Jahren fast nicht mehr krank gewesen.

In der Traditionellen Chinesischen Medizin (TCM) gilt Vitamin C als kühlend und ist daher zur Stärkung des Abwehr-Qi nicht zu empfehlen. Wir brauchen ausreichend Yang, also innere Wärme, für eine gute Abwehrkraft, und genau dieses Yang wird durch Vitamin C in künstlicher Form langfristig verletzt. Der saure Geschmack wirkt zusammenziehend und hält so Schleim und Feuchtigkeit innen, weshalb Saures gerade bei einer Neigung zu Verschleimung und Schnupfen nicht sinnvoll ist.

Wenn Sie sich halbwegs ausgeglichen ernähren, müssen Sie sich keine Sorgen um ausreichend Vitamin C machen. Es ist in vielen Nahrungsmitteln enthalten und kann aus natürlicher Nahrung auch viel besser verwertet werden als in künstlicher Form.

Orangensaft ist aus demselben Grund nicht empfehlenswert für Ihr Abwehr-Qi, da er ebenfalls abkühlend und sauer wirkt. Er passt zum Sommer, wenn es heiß draußen ist, wir viel schwitzen (der saure Geschmack hilft dagegen!) und uns abkühlen und befeuchten wollen.

Günstigere Vitamin-C-Quellen sind Petersilie, Kartoffeln, Brokkoli oder Paprika. Auch Johannisbeeren und Holunderbeeren liefern Vitamin C und gelten als immunstärkend (siehe Liste → *Seite 27*). Genussmittel wie Alkohol, Nikotin, Kaffee sowie Softdrinks und industriell verarbeitete Nahrung kosten den Körper Vitamin C.

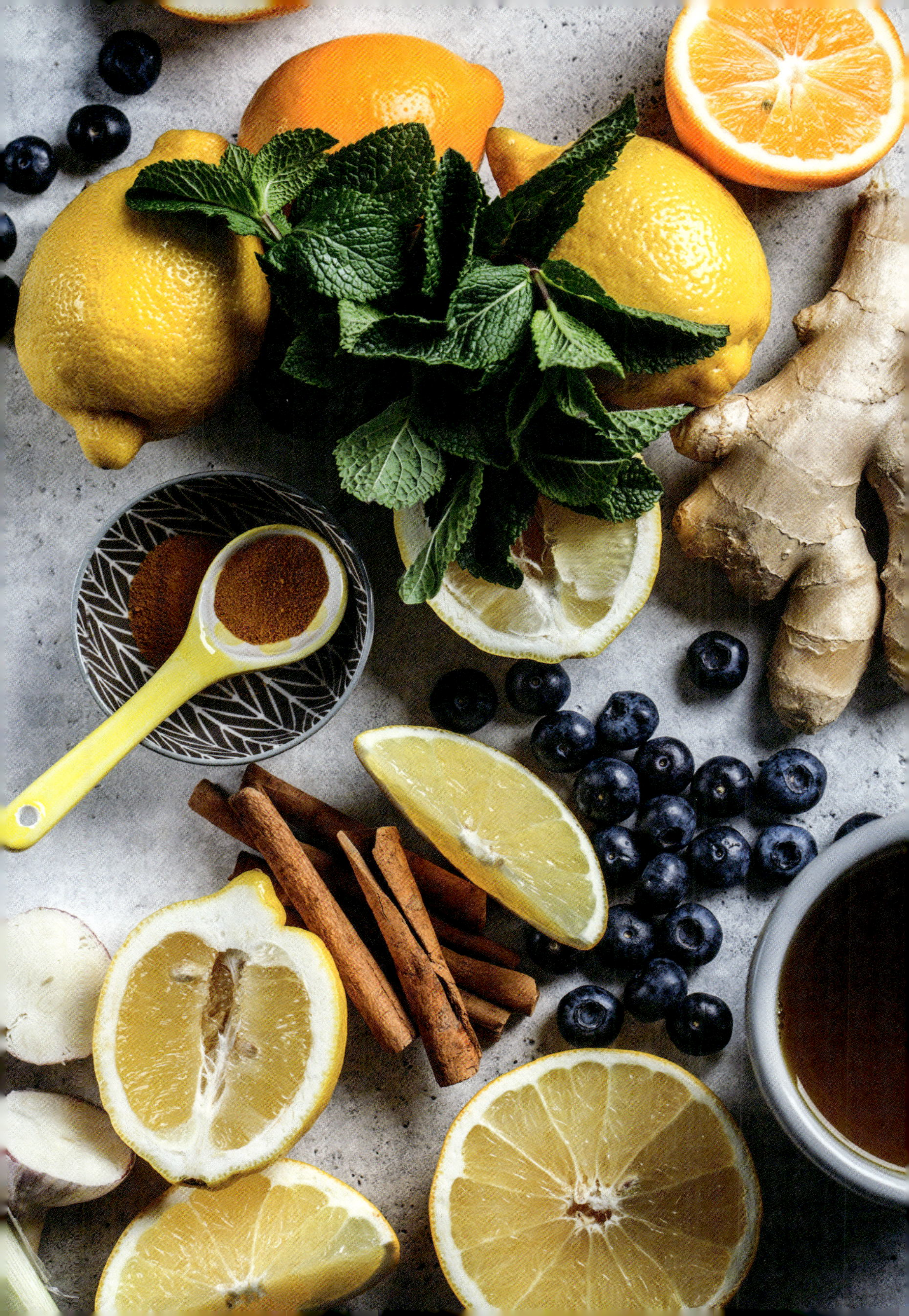

Bekommen Sie nur selten richtiges Fieber? Aus Sicht der TCM ist Fieber ein gutes Zeichen. Es zeigt, dass unser Yang stark genug ist, um gegen einen Krankheitserreger anzukämpfen. Deshalb sollten wir es auch nicht sofort mit fiebersenkenden Mitteln unterdrücken – der Körper weiß schon, was er tut! Wenn wir hingegen nur selten Fieber bekommen, zeigt das einen Yang-Mangel, also zu wenig inneres Feuer. Bei einer guten Abwehrkraft ist die Krankheit also möglicherweise von hohem Fieber begleitet, aber wir sind auch schnell wieder gesund. Wenn sich Erkrankungen hingegen über Wochen hinziehen und von keinem oder nur geringem Fieber begleitet sind, weist das auf eine Schwäche des Abwehr-Qi hin.

Im nächsten Kapitel erfahren Sie, wie Sie konkret Ihr Qi – Ihre Lebensenergie – aufbauen können. Das Abwehr-Qi ist ein Teil des Lungen-Qi, das wiederum ein Teil des gesamten Qi im Körper ist. Und die Quelle des Qi ist die Verdauung, die das, was Sie essen, in Qi umwandelt. Je besser das funktioniert und je qi-reicher Ihre Nahrung ist, desto mehr Qi haben Sie zur Verfügung, und desto stärker ist auch Ihre Abwehrkraft.

Die TCM kennt daneben noch einige Nahrungsmittel, die gezielt das Wei-Qi, also das Abwehr-Qi, stärken.

Aus Sicht der TCM ist Fieber ein gutes Zeichen.

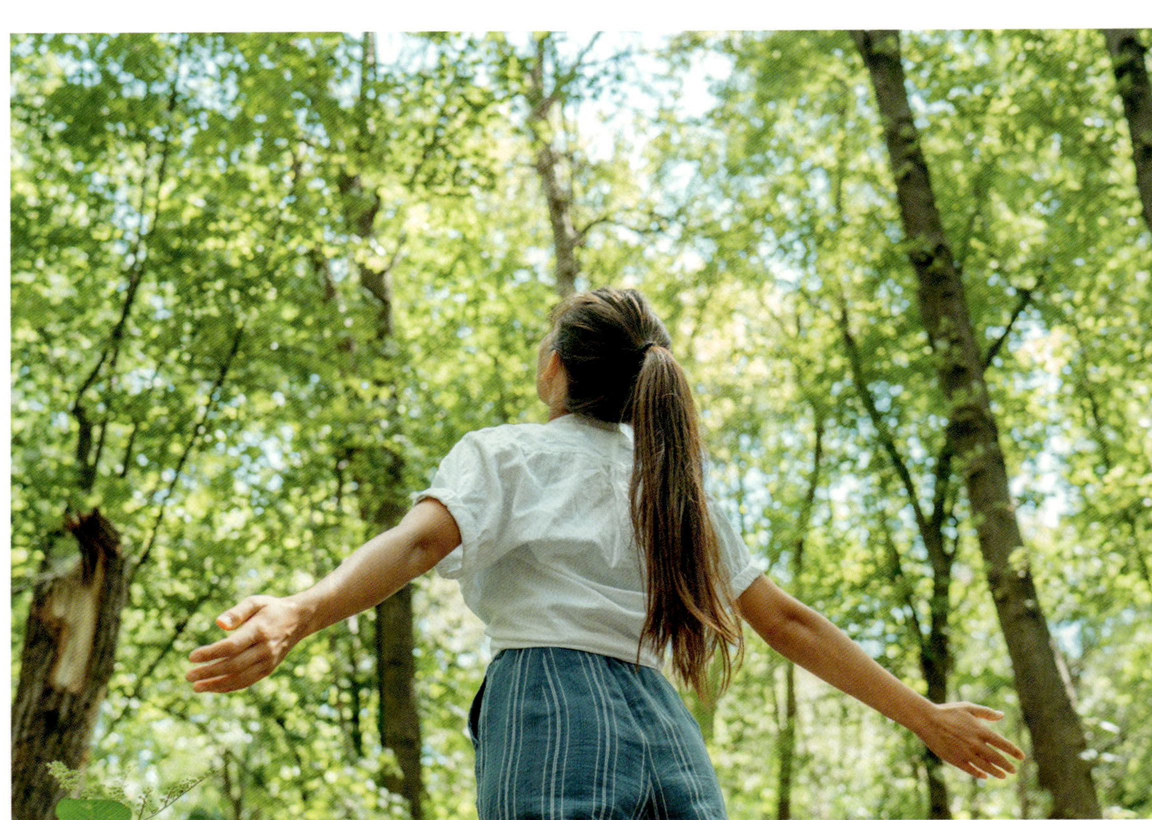

27 NAHRUNGSMITTEL FÜR DAS ABWEHR-QI

- Ahornsirup
- Algen (Arame, Hijiki, Kombu, Wakame)
- Apfel
- Blumenkohl
- Datteln
- Feta (aus Schaf-/Ziegenmilch)
- Hafer
- Hering
- Holunderbeeren (etwa als Direktsaft)
- Ingwerwurzel
- Johannisbeeren (etwa als Direktsaft)
- Karotte
- Lauch
- Leinsamen
- Makrele
- Melasse, schwarze
- Miso(-paste)
- Pastinake
- Radieschen und Rettich
- Rosenkohl
- Sardine
- Sauerkraut, roh
- Shiitake
- Steinpilz
- Tamari und Shoyu (traditionell hergestellte Sojasoße)
- Zitrone
- Zwiebel

Wählen Sie aus dieser Liste einige Dinge aus, die Ihnen gut schmecken. Dann kaufen Sie sie und verwenden täglich etwas davon in Ihren Mahlzeiten. Die Regelmäßigkeit ist entscheidend für die gute Wirkung, nicht die Menge. Fügen Sie Ihrem Essen zum Beispiel alle paar Tage ein oder zwei Löffel frisches Sauerkraut hinzu, trinken Sie eine Woche lang jeden Tag ein Gläschen Holunderbeerensaft mit heißem Wasser und essen Sie ein- oder zweimal wöchentlich eine Misosuppe.

ACHTUNG, EINE ZU GROSSE MENGE DIESER LEBENSMITTEL KANN ZU PROBLEMEN FÜHREN:

- *Zu viele Zwiebeln können innere Hitze und Verdauungsbeschwerden erzeugen.*
- *Zu viel Misopaste oder Tamari kann durch den hohen Salzgehalt Herz und Nieren schwächen und die Körpersäfte austrocknen.*
- *Zu viel Ahornsirup oder schwarze Melasse kann durch die Süße pathogene Feuchtigkeit und Schleim im Körper erzeugen.*
- *Zu viel Sauerkraut, Zitrone oder saurer Saft wie Holunderbeerensaft kann zu Qi-Stagnation und Verschleimung führen.*
- *Zu viel Rosenkohl kann zu Verdauungsproblemen wie Blähungen führen.*

SAFTKUREN ZUR IMMUNSTÄRKUNG

Mit Johannisbeersaft und Holunderbeerensaft in Form von Direktsäften können Sie auch eine immunstärkende Kur machen: Trinken Sie eine Woche lang täglich ein kleines Glas Saft (ca. 60–70 ml) gemischt mit heißem Wasser. Falls Ihnen das zu sauer ist,

HEISSES MELASSENWASSER – EIN BESONDERER SAFT

Lösen Sie einen TL schwarze Melasse in einem Glas heißem Wasser auf. Geben Sie nach Geschmack einen Schuss Zitrone dazu. Trinken Sie ein Glas am Tag, solange es Ihnen angenehm ist. Der Geschmack ist eher malzig und etwas gewöhnungsbedürftig.

SO WIRKT SCHWARZE MELASSE NACH TCM:

✓

baut das Leber-Blut auf, etwa bei Eisenmangel, brüchigen Haaren und Nägeln, trockenen Augen, unruhigem Schlaf oder „dünnen“ Nerven

✓

stärkt das Yin von Lunge (trockener Husten, Heiserkeit) und Niere (Wechseljahrsbeschwerden, Osteoporose, Nervosität)

✓

stärkt das Qi von Milz, Niere, Herz, Lunge und speziell das Wei-Qi (Immunsystem)

Durch die sehr nährende und damit befeuchtende Wirkung passen Sie bitte auf, wenn Sie verschleimt sind oder andere Feuchtigkeitszeichen wie Ödeme, erhöhtes Cholesterin oder Übergewicht haben. In diesen Fällen würde ich nur sehr wenig nehmen bzw. nur alle zwei Tage ein Gläschen trinken – und nach acht Tagen eine Woche Pause machen.

Schwarze Melasse ist erhältlich im Bioladen;
mit einem Glas kommt man lange aus.

geben Sie einen Schuss Apfel- oder Traubensaft dazu. Diese Kur mache ich gerne, um meine Abwehrkraft zu stärken, wenn meine Mitmenschen im Herbst zu schnupfen und zu husten anfangen.

JIAOGULAN-TEE – DAS „KRAUT DER UNSTERBLICHKEIT"

Jiaogulan wurde im 15. Jahrhundert erstmals in chinesischen Quellen als Heilmittel erwähnt. Es heißt auch „südlicher Ginseng" und galt in einigen Gegenden Südchinas als Geheimtipp, unter anderem als Mittel gegen das Altern und zur Stärkung der Leistungsfähigkeit. Inzwischen ist es auch bei uns im Westen bekannt. Das Schöne ist: Sie können dieses Kraut selbst anbauen! Jiaogulan ist eine Kletterpflanze, die Sie sowohl als Zimmerpflanze als auch am Gartenzaun anbauen können. Um Tee aufzugießen, verwendet man vor allem die Blätter. Sie können den Tee auch in Teehäusern und Reformläden kaufen.

WIRKUNG VON JIAOGULAN NACH TCM

- *kühlend; stärkt das Qi der Lunge und der Milz*
- *baut das Lungen-Yin auf, leitet Schleim aus*
- *stärkt das Immunsystem*
- *günstig bei Asthma und chronischen Lungenkrankheiten*
- *senkt hohen Blutdruck und Cholesterin, wirkt gegen Arteriosklerose, soll Krebs vorbeugen*

Dem TCM-Arzt und Autor Georg Weidinger zufolge sind zwei bis drei Tassen Jiaogulan-Tee am Tag empfehlenswert. Geben Sie dafür einen TL Kraut auf eine Tasse und übergießen Sie es mit kochendem Wasser, anschließend 5 Minuten ziehen lassen.

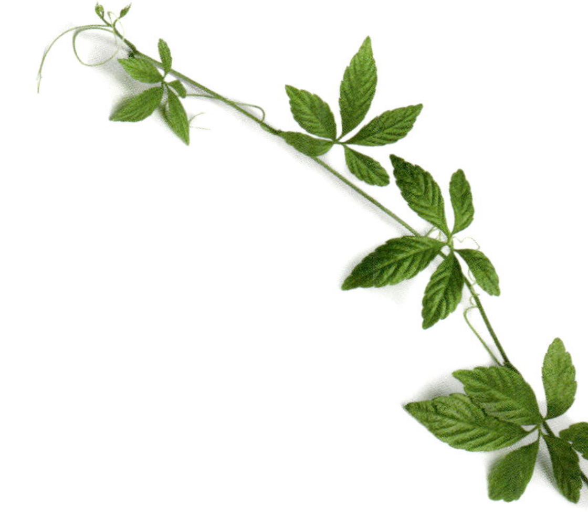

—

Die gute Nachricht: Sie können das Kraut für Ihren „Unsterblichkeitstee" selbst anbauen – sogar mitten im eigenen Wohnzimmer!

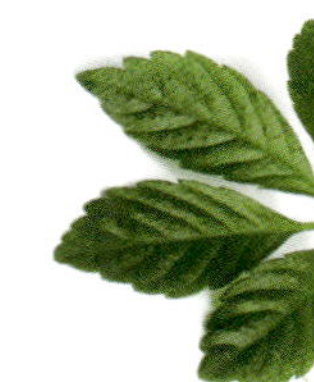

IMMUNSYSTEM STÄRKEN
=
LUNGE STÄRKEN

Alles, was Sie für Ihre Lunge tun, hilft Ihrem Abwehr-Qi, also Ihrem Immunsystem:

BRINGEN SIE SCHÄRFE
in Ihr Essen. Das stärkt die Lunge. Aber Achtung auf das Maß: Zu viel von den scharfen, erhitzenden Gewürzen schwächt die Lunge – Trockenheit und Hitze entstehen. Meiden Sie vor allem zu viel Chili, Pfeffer und Knoblauch. Essen Sie lieber regelmäßig ein oder zwei Radieschen, diese sind scharf und kühlend und befreien die Lunge von „heißem" Schleim (z. B. bei Bronchitis).

WEISSE NAHRUNGSMITTEL STÄRKEN
die Lunge: Reis, Eiweiß, Butter, Rettich, Blumenkohl oder Petersilienwurzel und weiße Rüben. Die Farbe Weiß ist im 5-Elemente-Kreis dem Element Metall zugeordnet.

DIE LUNGE LEIDET
unter zu viel Trockenheit, sowohl durch Heizungsluft und Klimaanlagen als auch im Inneren durch zu viel trockenes Essen, wie Salzgebäck und Brotmahlzeiten. Stellen Sie in Ihrer Wohnung einen Luftbefeuchter auf, wenn Sie sehr trockene Raumluft haben. Und essen Sie oft saftige Speisen, wie Gemüsesuppen, Eintöpfe und Apfel- oder Birnenkompott. Ideal für die Lunge und das Immunsystem sind Gemüsekraftsuppen (siehe Rezept → *Seite 137*).

BEI TROCKENER LUNGE,
wie etwa bei Heiserkeit und trockenem Husten, helfen Mandeln oder Mandelmus, Pinienkerne, Apfel und Birnen als Kompott, Mus oder Saft, Honig, weißer Spargel, Holunderbeerendirektsaft, schwarze Johannisbeeren. Bei starker Trockenheit kann auch ein Stück Marzipan helfen oder ein kleines Glas warme Kuhmilch (Bio) mit Honig.

ACHTEN SIE AUF
eine bewusste, tiefe Atmung. Stellen Sie sich z. B. jeden Morgen nach dem Aufstehen zwei Minuten ans offene Fenster und nehmen Sie ein paar lange, tiefe Atemzüge an der frischen Luft. Stellen Sie sich vor, wie Sie Gesundheit einatmen und diese sich beim Ausatmen in jeder Zelle Ihres Körpers verteilt.

TRAGEN SIE KEINE
einengende Oberkleidung, wie enge BHs oder Krawatten.

ACHTEN SIE AUF
eine aufrechte Körperhaltung. Eingesunkene Schultern behindern ein bestmögliches Atmen. Sitzen Sie untertags viel? Stehen Sie ab und zu auf um sich zu strecken, oder schwingen Sie Ihre Arme vor und zurück.

BEWEGEN SIE SICH
regelmäßig, gerne auch an der frischen Luft. Dabei geht es nicht um Training oder Sport – auch spazieren gehen oder tanzen hilft.

SCHÜTZEN SIE SICH
vor Zugluft und Klimaanlagen, etwa mit einem Schal.

RÄUMEN SIE IHRE
Wohnung auf und trennen Sie sich von Dingen, die Sie nicht mehr brauchen. Ordnung stärkt die Lunge, die nach TCM für Abgrenzung und Loslassen zuständig ist. Das gilt auch für das Loslassen von Beziehungen, die Ihnen nicht mehr guttun, oder von altem Groll und Ärger.

BRINGEN SIE FREUDE
in Ihr Leben und lassen Sie die alte Traurigkeit ziehen! Traurigkeit und Trauer schwächen die Lunge, wenn sie übermäßig sind und lange dauern. Freude (Herz, Feuer-Element) kontrolliert im 5-Elemente-Zyklus die Traurigkeit (Lunge, Metall-Element), denn „Feuer schmilzt Metall".

VERZICHTEN SIE AUFS
Rauchen.

DIE LUNGE MAG KEINE TROCKENHEIT

Aus der westlichen Medizin wissen wir, dass unsere Schleimhäute in der Nase, im Mund und auch jene in der Lunge selbst und im Darm uns davor schützen, krank zu werden. Sind sie gut befeuchtet, können sie Viren und Bakterien im Handumdrehen besiegen. Doch zu trockene Schleimhäute bieten diesen Schutz nicht und machen es unserem Körper viel schwerer, gesund zu bleiben. Das ist auch ein Grund, warum wir in der Kälte anfälliger sind: Kalte Luft ist trockener als warme.

Diesen Zusammenhang kennt die Traditionelle Chinesische Medizin schon seit Jahrtausenden und erklärt ihn auf poetische Weise: Die Trockenheit reist im Körper zur Lunge. Um die Schleimhäute ausreichend feucht zu halten, müssen wir auf unsere Körpersäfte achten sowie auf unser Yin. Der wichtigste Ernährungstipp dafür ist saftiges, gekochtes Essen. Diesen Tipp kennen Sie natürlich schon. Es ist kein Wunder, dass er in diesem Buch immer wiederkehrt, da regelmäßige, gekochte Mahlzeiten so viele Vorteile haben: Sie bauen das Qi und gleichzeitig das Abwehr-Qi auf, sie stärken das innere Feuer (Yang) und die Verdauung, und sie bauen auch unsere Säfte und das Yin auf. – Sozusagen ein echter Joker!

Essen Sie öfters Suppen, Eintöpfe und gekochtes Gemüse sowie Kompotte, um speziell Ihre Säfte aufzubauen und damit Ihre Schleimhäute zu stärken. Verwenden Sie beim Kochen „gute" Fette wie Butter, Olivenöl, Leinöl sowie Samen, Kerne und Nüsse. Trinken Sie ausreichend Wasser und meiden Sie zu viel Kaffee, Schwarztee, Grüntee und andere bittere Kräutertees. Bitter wirkt austrocknend. Achten Sie außerdem darauf, nicht zu scharf zu essen, da scharfe Gewürze erhitzend und damit ebenfalls austrocknend wirken. Zu viel Salz und trockenes Essen wie Brotmahlzeiten, Brezeln oder Knabbergebäck können Ihren Schleimhäuten ebenfalls schaden. Das heißt nicht, dass diese Dinge verboten sind, nur dass Sie damit Maß halten sollten.

Sind Sie häufig heiser, haben eine raue Stimme oder trockenen Husten? Fühlen sich Ihr Mund und Ihre Nase oft ausgetrocknet an? Genau dann rufen Ihre Schleimhäute nach mehr Befeuchtung, und eine die Säfte unterstützende Ernährung ist besonders wichtig für Sie. Wenn die Trockenheit sich im Körper ausbreitet, sind auch die Haut und der Stuhl trocken, vielleicht auch Augen und Haare.

Besonders herausfordernd für die Schleimhäute sind neben kalter Luft und dem Rauchen auch Heizungsluft und Klimaanlagen sowie allgemein trockene Raumluft. Steuern Sie mit Luftbefeuchtern oder dem Aufhängen von feuchten Tüchern – oder der Wäsche im Schlafzimmer – dagegen und lüften Sie regelmäßig.

Bestimmte Teesorten wie Eibischwurzel und Isländisches Moos unterstützen mit ihrem pflanzlichen Schleim auch unsere Schleimhäute (mehr dazu siehe Teil 2, Die Wirkung der bekanntesten Kräutertees bei Halsweh, Husten, Kopfweh und Fieber, → *Seite* 58).

DIE ROLLE DER VERDAUUNG FÜR IHR IMMUNSYSTEM

FEUER
HOLZ
ERDE
WASSER
METALL
DER FÜTTERUNGSZYKLUS
ODER MUTTER-KIND-ZYKLUS
Holz erzeugt Feuer, Feuer bringt Erde hervor (Asche), Erde bringt Metall hervor (Abbau von Bodenschätzen), Metall kondensiert zu Wasser, Wasser nährt das Holz (die Pflanzen)

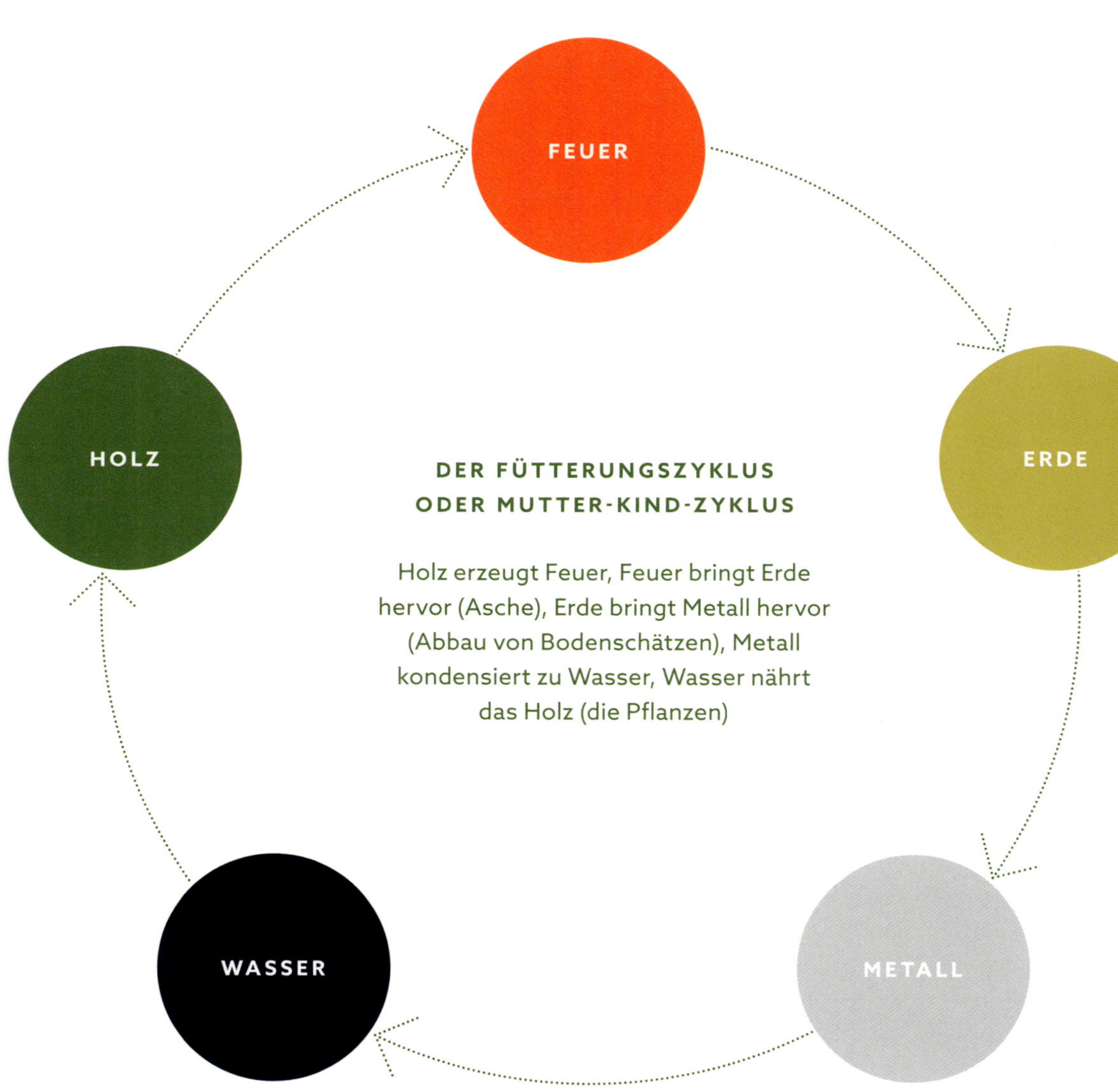

Haben Sie gewusst, dass unserer modernen, westlichen Medizin zufolge 70 Prozent der Immunzellen im Darm sitzen? Ja, inzwischen ist die Rolle der Verdauung für unsere Gesundheit auch in Europa angekommen. In der TCM ist dieser Zusammenhang schon seit Tausenden von Jahren bekannt. Die Bedeutung der Verdauungskraft ergibt sich aus dem 5-Elemente-Zyklus.

Die Theorie der 5 Elemente und ihre Zuordnungen sind ein Teilbereich der Traditionellen Chinesischen Medizin, so wie die Yin-Yang-Theorie einer ist. In der Praxis gehen diese Teilbereiche ineinander über und man nimmt sich aus jedem das heraus, was einem nützlich und umsetzbar erscheint. Im Kreis der 5 Elemente sind alle Elemente verbunden und beeinflussen einander. Tritt eine Störung in einem Element/Organ auf, wirkt sich das gemäß dem Fütterungs-Zyklus – auch Mutter-Kind-Zyklus – schnell auf das folgende Organ aus.

Jedem Element ist ein „Organpaar" zugeordnet. Milz und Magen gehören etwa zur Erde, die Lunge und der Dickdarm (als Teil der Verdauung!) sind dem Element Metall zugeordnet. Milz und Magen stehen zusammen für unser gesamtes Verdauungssystem und den Stoffwechsel, sie sind die Quelle von allem Qi im Körper. Und sie sind die „Mutter" der Lunge, die von Milz und Magen mit ausreichend Qi „gefüttert" werden muss, damit sie stark und leistungsfähig ist.

—

Da das Abwehr-Qi (Wei-Qi) ein Teil des Lungen-Qi ist, brauchen wir also für ein gutes Immunsystem eine gute Verdauung.

- *Eine starke Mutter hat ein starkes Kind.*
- *Eine schwache Mutter schwächt auf Dauer auch ihr Kind.*

Wenn wir also unsere Verdauungskraft nicht pflegen und häufig Blähungen, zu weiche Stühle oder Verstopfung haben, wird zuerst „Mutter" Erde Probleme bekommen, also Milz und Magen. Das bedeutet, dass nicht ausreichend Qi, also Energie, aus der Nahrung gewonnen werden kann: Die Umwandlung von Nahrung in Qi ist gestört. Dauert dieser Zustand länger an, leidet als nächstes Organ das „Kind" der Erde, nämlich die Lunge (Element Metall).

Deshalb ist es aus Sicht der TCM nicht verwunderlich, dass wir bei einer schwachen Verdauung auch häufig erkältet sind und allgemein infektanfälliger sind. Diesen Zusammenhang kennt man auch von chronischen Darmerkrankungen wie Colitis Ulcerosa oder Morbus Crohn – das Immunsystem leidet immer mit.

Eine verschleimte Lunge mit Husten und Schnupfen als Folge von einer überforderten Erde, also einer überforderten Verdauung, ist ein weiteres Beispiel für die Mutter-Kind-Beziehung von Verdauung und Lunge. Durch zu viele befeuchtende, schwer bekömmliche Nahrungsmittel wie Kuhmilch, Zucker und Weißmehl entsteht Feuchtigkeit (ähnlich dem Begriff „Schlacken") im Darm, was man etwa an weichen Stühlen, Blähungen und Durchfall merkt. Diese Feuchtigkeit wird dann ans „Kind" weitergegeben: an die Lunge. Und schon rinnt die Nase oder wir leiden sogar an chronischen Nasennebenhöhlenentzündungen.

Interessanterweise gelten viele Nahrungsmittel als befeuchtend, die nach der westlichen Ernährungslehre als gesund gelten, wie Joghurt, Orangensaft und Smoothies. Auch Ascorbinsäure, das künstliche Vitamin C, wirkt nach TCM befeuchtend und kühlend.

—

Feuchtigkeit entsteht in der Milz und wird in der Lunge gelagert.

Weisheit aus der TCM

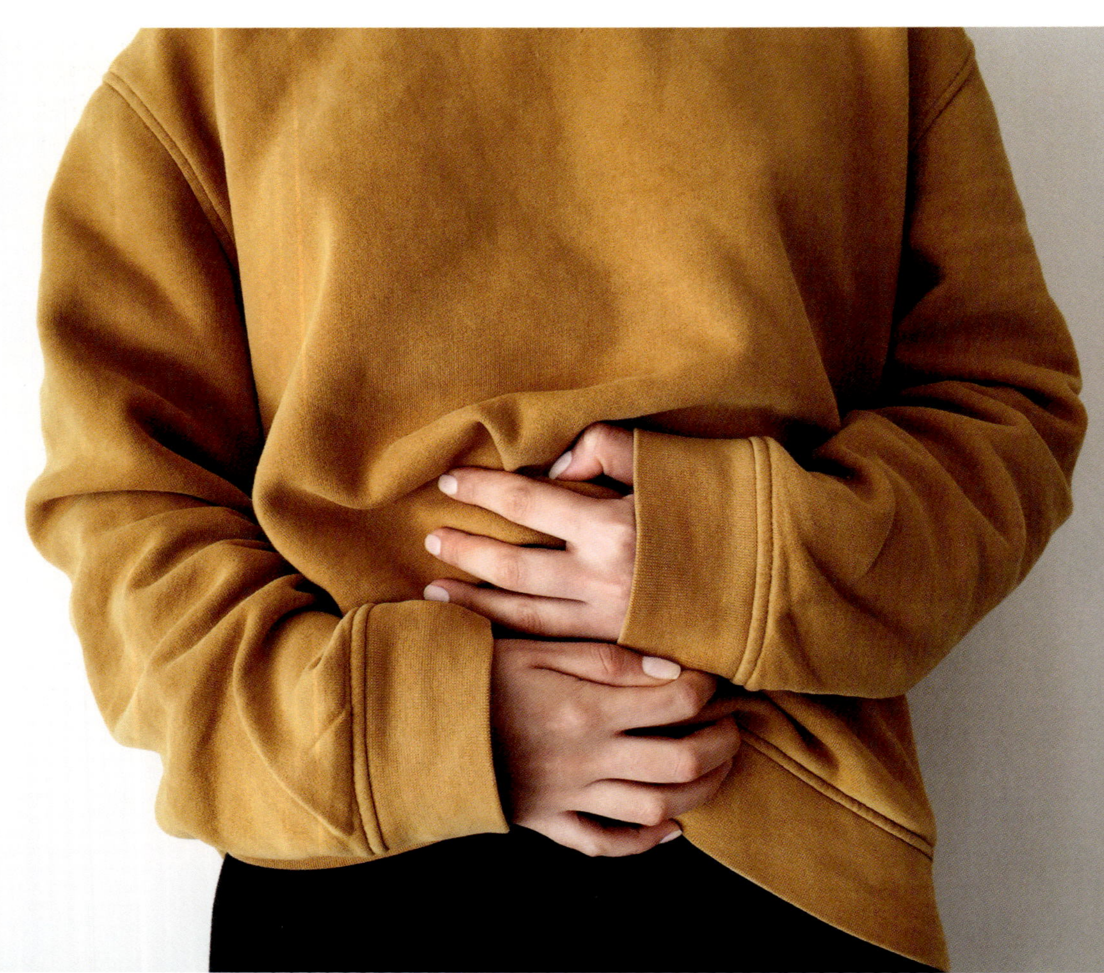

SO STÄRKEN SIE IHRE VERDAUUNG UND IHR ABWEHR-QI

DIE VERDAUUNG IST DIE WURZEL DER GESUNDHEIT

Die Pflege der Verdauung ist die wichtigste Säule der TCM-Ernährung, um gesund zu bleiben und Krankheiten zu vermeiden. In der TCM bedeutet „Pflege der Verdauung", dass wir uns um unser Milz-Qi kümmern und es bestmöglich unterstützen. Der Autor und TCM-Arzt Georg Weidinger hat dafür einen schönen Begriff geprägt: „lieb sein zur Mitte". Seien Sie also lieb zu Ihrer Mitte, nämlich zu Ihrer Verdauung, Ihrem Bauch, und spüren Sie in Ihren Bauch hinein.

Was schmeckt Ihnen gut, was tut Ihnen gut? Die Antworten auf diese beiden Fragen sind leider nicht immer deckungsgleich. Doch mit etwas Übung im Hinschmecken und Hinspüren werden Sie bald merken, wie Sie sich bekömmlicher und damit gesünder ernähren können, ohne dass der Genuss darunter leidet. Oft wissen wir ganz genau, was uns nicht guttut, wollen es aber nicht wahrhaben. Da hilft es, sich nicht gleich alles zu verbieten, sondern einfach mehr von den günstigen Nahrungsmitteln zu essen und weniger von den ungünstigen. Auch damit können Sie sehr viel erreichen! Genuss fördert nach TCM übrigens die Bekömmlichkeit, sodass Sie sich die Zeit geben sollten, Ihre ganz persönliche, für Sie passende Ernährung zu finden, die Ihnen guttut und richtig gut schmeckt. Sie werden es bald an mehr Energie, mehr Wohlbefinden und natürlich einem besseren Immunsystem mit weniger und leichteren Krankheiten bemerken!

Wir erinnern uns, dass wir für ein starkes Immunsystem vor allem ausreichend Qi (Lebensenergie) brauchen. Ein Teil dieses Qi fließt dann als Abwehr-Qi (Wei-Qi) knapp unter der Haut durch unseren Körper und beschützt uns vor krankmachenden Einflüssen von außen. Und woher bekommen wir unser Qi? Es kommt zu einem Großteil aus der Ernährung, aber nur dann, wenn wir unser Essen auch gut verdauen können. Wir brauchen also Qi-reiches Essen, das wir optimal umsetzen und verarbeiten können, um all das wertvolle Qi für unser Wohlbefinden und unsere Gesundheit verwenden zu können.

Ein bisschen Qi erhalten wir übrigens auch aus der Luft (das „himmlische Qi"), etwa durch Atemübungen, Qi Gong oder Yoga. Und wenn wir über längere Zeit zu wenig oder schlecht essen und unser Körper auch aus der Luft keine Energie bekommt, greift er auf seine eherne Reserve zurück: die Nieren-Essenz (Jing). Diese wollen wir aber eigentlich für unser Alter aufsparen, denn das Jing kann man nicht nachfüllen. Es ist für unseren Alterungsprozess zuständig.

Ich lade Sie ein in die bilderreiche Welt der Traditionellen Chinesischen Medizin! Unsere Verdauung funktioniert wie ein Kochtopf, in dem eine Suppe vor sich hin köchelt. Ihr Magen muss alles, was Sie essen, in diese kochende Suppe verwandeln. Wenn es zu kalt ist, muss er es aufwärmen. Beispiele: Joghurt, kalte Getränke, Rohkost. Wenn es zu trocken ist, muss der Magen Säfte hinzufügen, damit eine suppige Konsistenz entsteht. Beispiele: Brot, Chips, rohe Karotten.

Der Dampf, der aus der Suppe aufsteigt, ist das Qi – die „Lebensenergie" nach TCM –, das Sie aus der Nahrung gewinnen.

Ohne Dampf kein Qi, das heißt, Sie können die Nährstoffe nicht umwandeln und dementsprechend auch keine Energie, neues Gewebe oder Blut daraus erzeugen. Durch zu viel kaltes Essen kühlt die Suppe ab und kann nicht mehr dampfen.

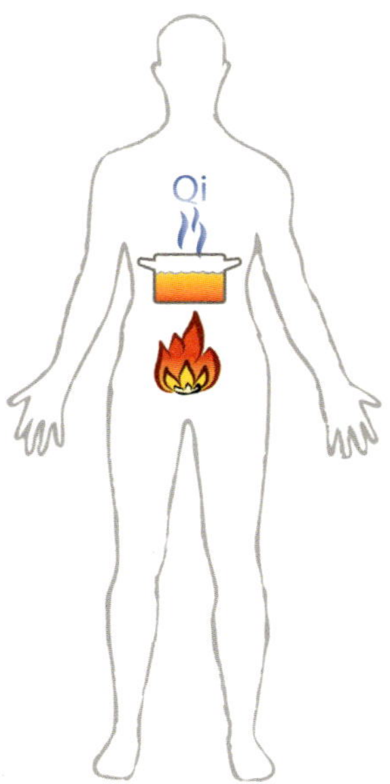

Das „Kochtopf-Modell" der TCM[3]

DAUERHAFT ZU VIEL KALTES ESSEN HAT ZWEI FOLGEN:

- Sie können nur noch wenig Qi aus der Nahrung gewinnen, also die Nährstoffe nicht aufnehmen, weil kein Dampf aus der kalten Suppe aufsteigen kann. Das führt zu Mangelerscheinungen, wie z. B. Müdigkeit (Qi-Mangel), trockener Haut oder brüchigen Nägeln. Und in weiterer Folge zu einer Schwäche des Abwehr-Qi, das ja ein Teil des gesamten Qi ist, also einem geschwächten Immunsystem.
- Die kalte Suppe steht im Bauch und weiß nicht, wo sie hinsoll. Das ist die pathogene, also krank machende, Feuchtigkeit. Sie muss sich andere Wege im Körper suchen, da sie nicht verdampfen kann. Je nach Veranlagung setzt sie sich am Bauch ab (wir nehmen zu), führt zu breiigen Stühlen oder Durchfall, sinkt in die Beine (Ödeme), legt sich als Schleim in der Lunge ab oder kommt über die Haut heraus (Akne, Ekzeme).

Ziel der Ernährung nach TCM ist es, die Verdauung so zu stärken und so zu optimieren, dass wir viel Qi aus der Nahrung erzeugen können und dabei möglichst wenig Feuchtigkeit entsteht.

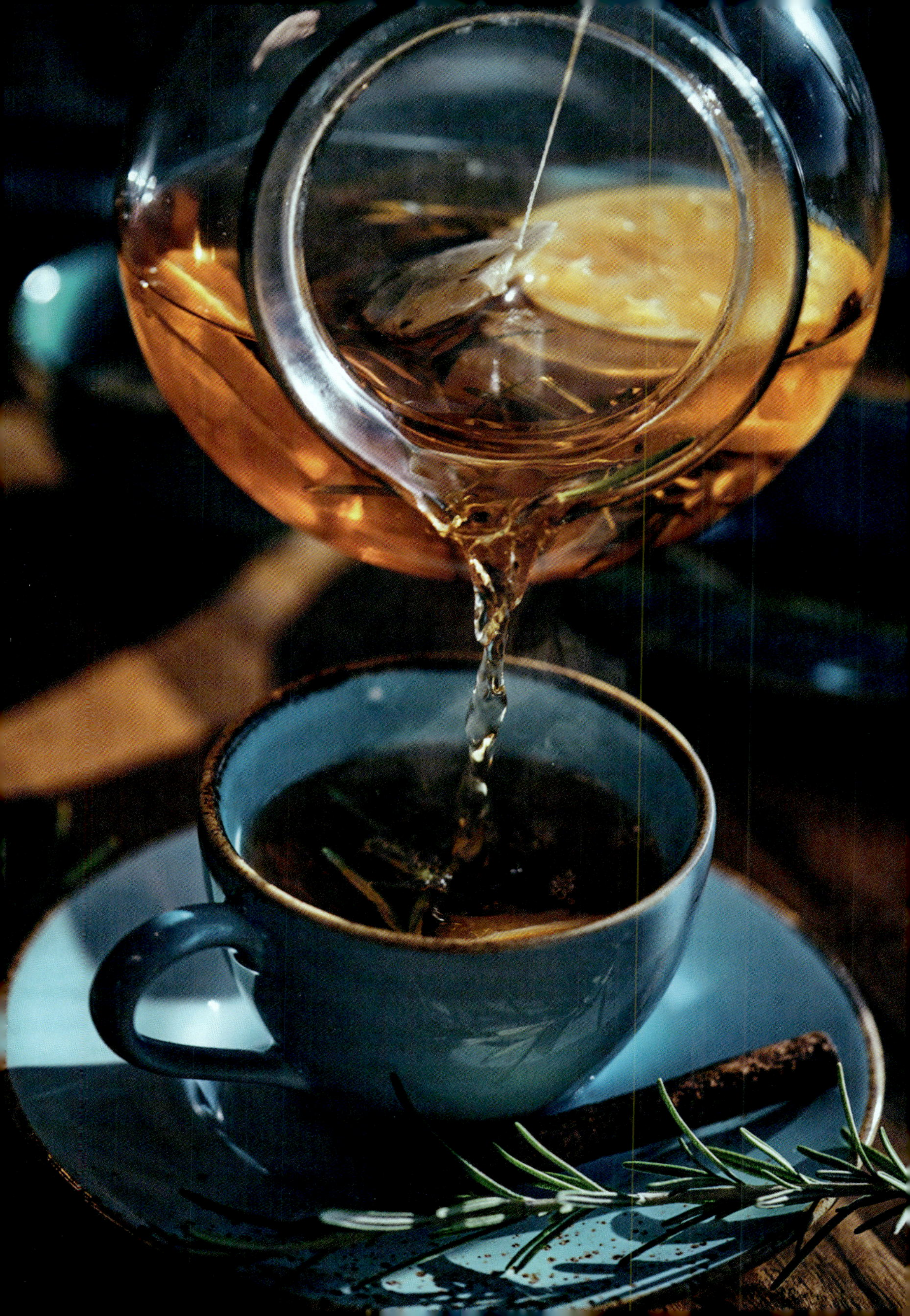

„DER MAGEN LIEBT ES WARM, SAFTIG UND REGELMÄSSIG."

Weisheit aus der TCM

WARM

Essen Sie mindestens zwei gekochte Mahlzeiten am Tag. Noch besser sind drei.

SAFTIG

Essen Sie häufig Suppen, Breie, Kompotte, Eintöpfe, die Ihr Magen leicht in eine Suppe umwandeln kann. Gut sind auch saftig zubereitetes Gemüse und Essen mit Soßen.

REGELMÄSSIG

Der Magen ist ein Gewohnheitstier und profitiert sehr von regelmäßigen Mahlzeiten, am besten jeden Tag zur selben Zeit. Lassen Sie daher keine Mahlzeiten ausfallen, wenn es nicht sein muss! Die Anzahl der Mahlzeiten am Tag ist individuell verschieden, von zwei bis fünf am Tag, je nach Hungergefühl.

WAS IST QI-REICHES ESSEN?

Natürliche Nahrungsmittel geben uns Qi: Das sind Gemüse, Früchte, Getreide, Hülsenfrüchte, Nüsse, aber auch Fleisch, Eier und Fisch. Frisch gekochte Mahlzeiten geben uns mehr Qi als tiefgekühlte und dann aufgetaute Mahlzeiten. In guter Erde gewachsene, reif geerntete Nahrungsmittel geben uns mehr Qi als im Glashaus gewachsene oder importierte Nahrungsmittel.

Industriell verarbeitete Nahrungsmittel liefern uns nur sehr wenig Qi. Je stärker verarbeitet ein Nahrungsmittel ist, desto weniger Qi enthält es: Weißmehl, raffinierter Zucker, Limonaden, Fertigsuppen, Diätprodukte, Mikrowellenmahlzeiten gelten als Qi-los bzw. sogar als Qi-Räuber. Sie nehmen uns also mehr Qi weg, als sie uns liefern. Das entspricht dem Wissen der westlichen Ernährungslehre, dass Zucker etwa Mineralstoffe aus dem Körper zieht, weil er anders nicht verarbeitet werden kann. Der Körper braucht also Qi (oder: Nährstoffe), um all das minderwertige Essen überhaupt verstoffwechseln zu können.

Mit den folgenden 23 Regeln sorgen Sie gut für Ihre Mitte, also Ihr Milz-Qi und Ihre Verdauungskraft, und bauen optimal Qi aus der Nahrung auf.

Falls Sie sich beim Lesen der 23 Regeln denken: „Puh, das ist aber viel. Das kann ich im Alltag ja nie alles umsetzen ...“ – Dann hier ein Tipp für Sie: Fangen Sie mit dem an, was Ihnen leichtfällt. Wählen Sie drei Punkte aus, das ist schon ein sehr guter Anfang! Nach einigen Wochen beziehen Sie dann zwei neue Empfehlungen in Ihre Gewohnheiten ein, Schritt für Schritt, in Ihrem Tempo. Es ist nicht nötig, alles gleich zu 100 Prozent umzusetzen, viel wichtiger ist, dass Sie einen Weg finden, der Ihrem Alltag und Ihrem Geschmack entspricht und letztlich auf Dauer(!) umsetzbar ist.

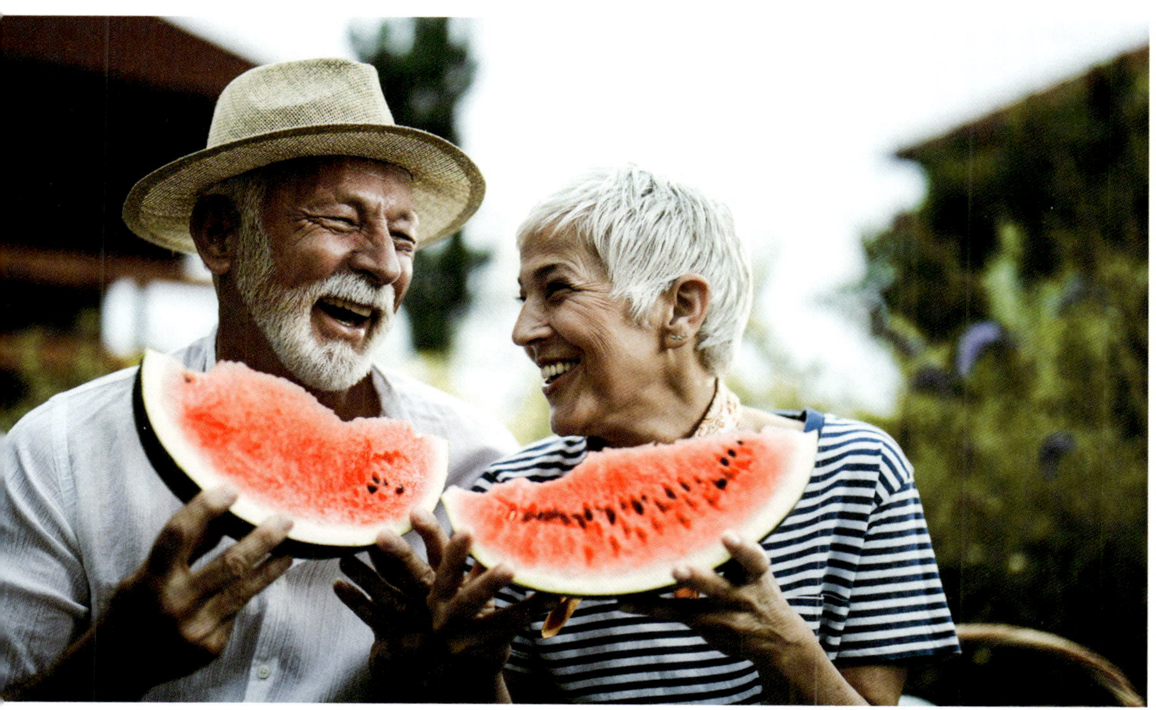

23 REGELN FÜR EINE GUTE VERDAUUNGSKRAFT

01.
Essen Sie regelmäßig und lassen Sie keine Mahlzeiten ausfallen.

02.
Essen Sie bewusst, in Ruhe und langsam.

03.
Setzen Sie sich zum Essen hin.

04.
Kauen Sie gut.

05.
Essen Sie drei gekochte Mahlzeiten am Tag (vor allem das warme Frühstück ist sehr effektiv), aber zumindest zwei.

06.
Nehmen Sie das Abendessen möglichst früh ein, im Idealfall vor 19.30 Uhr. Danach am besten nichts mehr, damit sich Ihre Verdauung über Nacht erholen kann.

07.
Essen Sie Rohkost nur als Beilage oder Zwischenmahlzeit und eher im Sommer als im Winter.

08.
Reduzieren Sie Brotmahlzeiten, besonders in der Kombination mit Wurst und Käse. Besser: Brot zu einer Suppe essen oder kombiniert mit frischen Kräutern.

09.
Reduzieren Sie Kuhmilch, Weißmehl und Zucker.

10.
Nehmen Sie Rücksicht auf Ihre individuelle Verdauungsleistung – meiden Sie Blähendes oder Nahrung, die Ihnen Übelkeit, Magenschmerzen oder Durchfall bereitet.

11.
Essen Sie nur, was Ihnen schmeckt. Probieren Sie dabei ruhig auch Neues aus, aber zwingen Sie sich niemals zum Essen.

12.
Trinken Sie zum Essen nur wenig und nicht kalt (z. B. ein kleines Glas warmes Wasser oder Kräutertee).

13.
Trinken Sie insgesamt 1,5 bis 2 Liter Wasser am Tag (lauwarm bis heiß). Für etwas Geschmack können Sie Zitrone oder ein paar Minzeblätter hineingeben, besser wäre pures Wasser.

14.
Halten Sie eine Zeitspanne von mindestens drei Stunden zwischen den Mahlzeiten ein, in denen Sie nur Wasser trinken (lauwarm bis heiß).

15.
Reduzieren Sie Alkohol und machen Sie zwischendurch „alkoholfreie Wochen“.

16.
Reduzieren Sie Kaffee und achten Sie darauf, wie Sie ihn vertragen (Magen, Schlaf, Nerven).

17.
Meiden Sie Fertigprodukte und Fast Food.

18.
Kochen Sie mit frischen Zutaten und verwenden Sie oft Gemüse.

19.
Reduzieren Sie Stress und Anspannung in Ihrem Leben und finden Sie Wege, damit umzugehen, um nicht krank zu werden.

20.
Essen Sie nur, wenn Sie Hunger haben.

21.
Hören Sie auf, wenn Sie satt sind.

22.
Achten Sie darauf, sich nicht zu überessen.

23.
Essen Sie einfach zusammengestellte Gerichte, also Mahlzeiten mit nur wenigen Zutaten.

GEKOCHTES FRÜHSTÜCK – 5 REZEPTE

Starten Sie mit einem gekochten Frühstück in den Tag! Damit stärken Sie nicht nur Ihre Verdauung und Ihren Stoffwechsel, sondern bauen auch Qi auf und unterstützen so direkt das Immunsystem (Abwehr-Qi).

Egal ob süß oder pikant, probieren Sie einfach aus, was Ihnen gut schmeckt und sich leicht im Alltag umsetzen lässt. Sie müssen das Frühstück übrigens nicht um 7 Uhr einnehmen, es geht auch später. Entsprechend der Organuhr wäre ein Frühstück vor 9 Uhr ideal, da der Magen von 7 bis 9 Uhr seine energetische Hoch-Zeit hat und dann am besten arbeitet. Von 9 bis 11 Uhr folgt die Milz und produziert so viel Qi wie möglich aus Ihrem Frühstück. Diese Zeiten sind nur ein Anhaltspunkt, wichtiger sind Sie und die Signale Ihres Körpers! Hören Sie auf Ihren Bauch: Wann kommt der erste Hunger auf? Worauf haben Sie am Morgen Appetit? Gönnen Sie sich einige Wochen, um Ihr perfektes Frühstück zu finden.

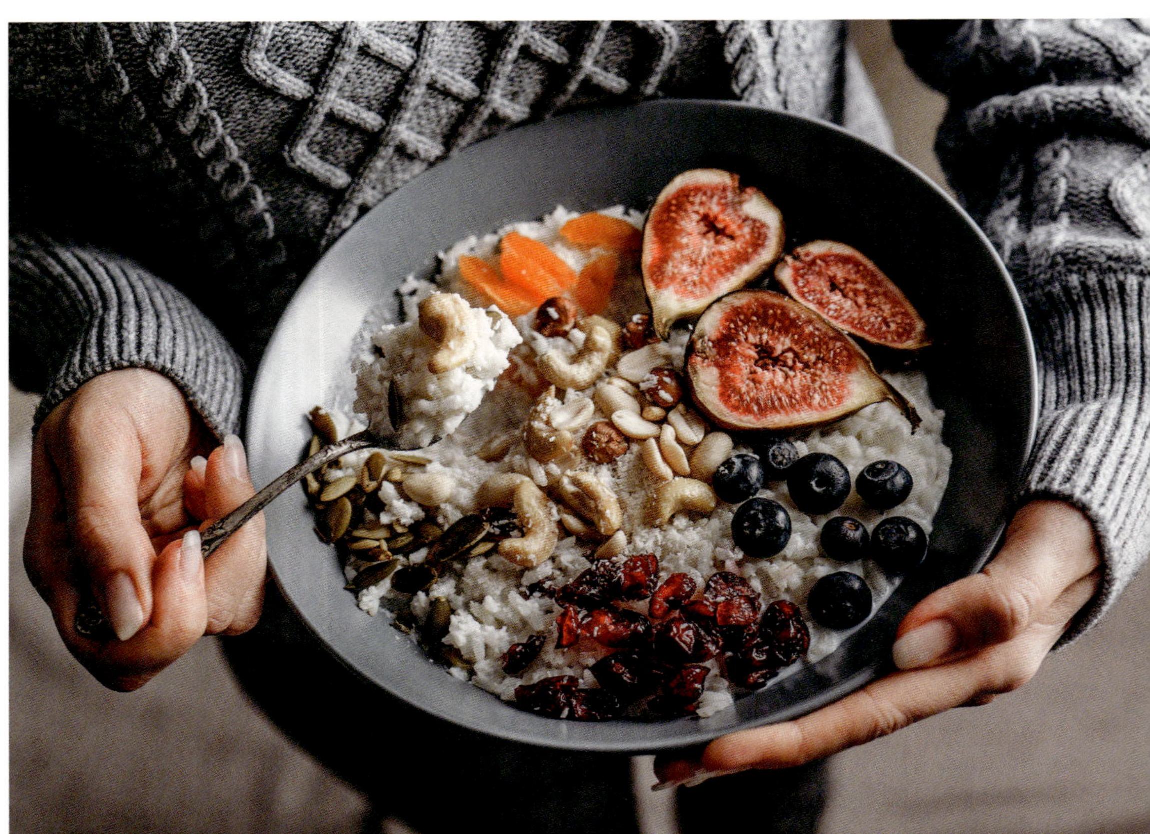

5 MERKMALE FÜR IHR IDEALES FRÜHSTÜCK

- *Es schmeckt Ihnen richtig gut.*
- *Es macht Sie satt und zufrieden.*
- *Sie bleiben mindestens 3 Stunden satt, bevor Sie wieder Hunger bekommen.*
- *Sie können Ihr Frühstück gut und leicht verdauen (keine Blähungen, keine Magenschmerzen etc.).*
- *Es gibt Ihnen Energie für den Tag, das heißt Sie sind untertags weniger müde als sonst.*

Ein TCM-Frühstück unterscheidet sich von einem herkömmlichen Frühstück in vier wesentlichen Punkten.

4 UNTERSCHIEDE ZU EINEM HERKÖMMLICHEN FRÜHSTÜCK

- *Im Frühstück nach TCM kommen fast keine Milchprodukte vor. Kuhmilch und Käse gelten als verschleimend, Joghurt als stark abkühlend. Somit sind sie nach TCM schwer bekömmlich. In kleinen Mengen schaden sie – wie fast alles – aber nicht.*
- *Im Frühstück nach TCM kommt fast keine Rohkost vor. Rohes Obst und rohes Gemüse gelten als abkühlend und schwer bekömmlich. In zu großer Menge erzeugen sie pathogene Feuchtigkeit und kühlen das Yang, unser inneres Feuer. Rohkost ist deshalb beim Frühstück höchstens als kleine Beilage zur gekochten Mahlzeit empfehlenswert.*
- *Beim Frühstück nach TCM gibt es Brot nur als Beilage und in kleinen Mengen. Brot gilt als schwer bekömmlich. Das merken Sie daran, dass es leicht Blähungen auslöst. Besonders bei Verdauungsbeschwerden und innerer Feuchtigkeit (Übergewicht, Ödeme, Verschleimung) sollten Sie es reduzieren.*
- *Das Frühstück nach TCM kommt niemals direkt aus dem Kühlschrank. Es wird warm oder zumindest in Zimmertemperatur gegessen.*

Erinnern Sie sich an Ihren Kochtopf im Bauch! Aus einem warmen Essen kann Ihre Milz viel leichter Qi holen als aus einem kalten.

Lassen Sie sich von den folgenden Rezepten inspirieren und ändern Sie sie ruhig nach Ihrem Geschmack ab. Ich habe einige Zutaten eingebaut, die speziell die Lunge oder das Abwehr-Qi stärken, aber das Wichtigste für Ihr Immunsystem ist, dass Sie überhaupt damit anfangen, etwas Warmes zu frühstücken!

Alle Rezepte in diesem Buch gelten für 3–4 Personen.

—

Am besten gekocht und warm, mit nur wenig Rohkost oder Brot: Das ist das ideale Frühstück nach TCM.

POWER-PORRIDGE IN 3 VARIANTEN

·
Stärkt das Lungen-Qi, das Lungen-Yin, das Milz-Qi und das Abwehr-Qi (Wei-Qi)
·

Basis für den Porridge:
200 g Haferflocken
200 ml Reis- oder Haferdrink
200 ml Wasser
1–2 EL Kokosflocken
1 große Prise Kardamom, gemahlen

VARIANTE 1

3–4 Datteln
1–2 EL Mandelblättchen
4 TL Mandelmus

VARIANTE 2

1 großer Apfel, gerieben
3 EL Pinienkerne
1 EL Butter
1–2 TL Honig pro Portion

VARIANTE 3

1 große Birne, klein geschnitten
1 Schuss Birnensaft
2 EL Rosinen
1 EL Leinsamen
5 Mandeln

Haferflocken in der Wasser-Reisdrink-Mischung bei hoher Temperatur (mit Deckel) aufkochen lassen, Kokosflocken, Kardamom und eventuell Trockenfrüchte zugeben. Gleich nach dem Aufkochen den Herd abschalten und ca. 5 Minuten ziehen lassen. Bei Bedarf Flüssigkeit zugießen.

Je nach Variante mit den Früchten, der Butter, etwas Saft und den Samen und Kernen anrichten und genießen.

VARIANTEN

Dieser Porridge ist im Handumdrehen fertig! Wenn Sie die trockenen Zutaten schon am Vorabend in den Topf geben, geht es sogar noch schneller. Mit verschiedenen Früchten nach Saison, Kompott oder im Winter auch einem Löffel Marmelade oder Honig ist Porridge ein schnelles, bekömmliches und köstliches Frühstück – oder auch eine gesunde Süßspeise zwischendurch (dafür können Sie ruhig die Reste vom Frühstück nehmen und ihn auch kalt essen).

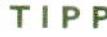

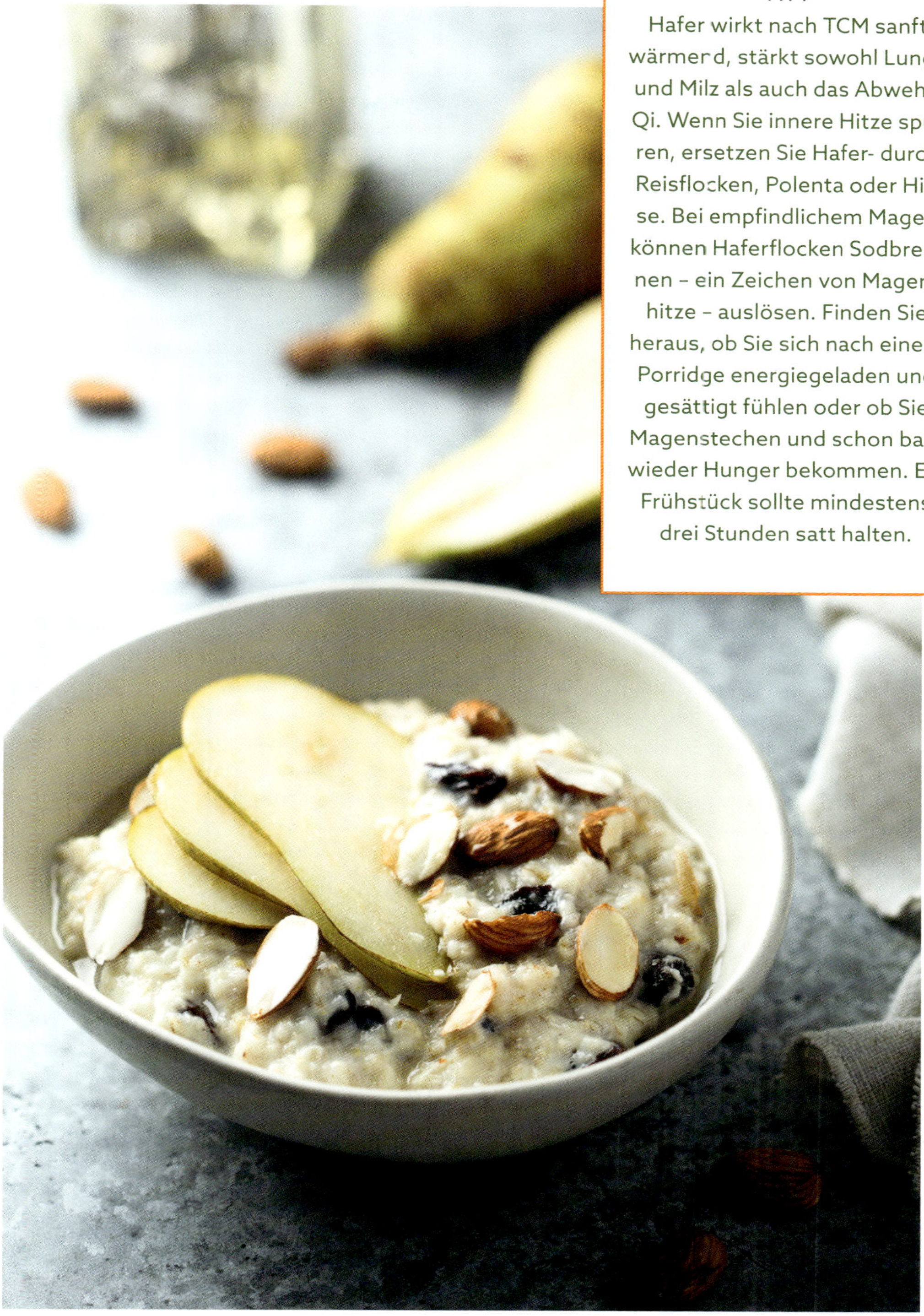

TIPP

Hafer wirkt nach TCM sanft wärmend, stärkt sowohl Lunge und Milz als auch das Abwehr-Qi. Wenn Sie innere Hitze spüren, ersetzen Sie Hafer- durch Reisflocken, Polenta oder Hirse. Bei empfindlichem Magen können Haferflocken Sodbrennen – ein Zeichen von Magenhitze – auslösen. Finden Sie heraus, ob Sie sich nach einem Porridge energiegeladen und gesättigt fühlen oder ob Sie Magenstechen und schon bald wieder Hunger bekommen. Ein Frühstück sollte mindestens drei Stunden satt halten.

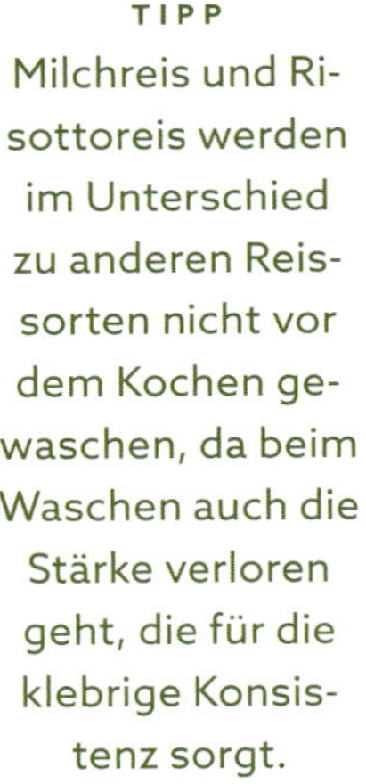

TIPP

Milchreis und Risottoreis werden im Unterschied zu anderen Reissorten nicht vor dem Kochen gewaschen, da beim Waschen auch die Stärke verloren geht, die für die klebrige Konsistenz sorgt.

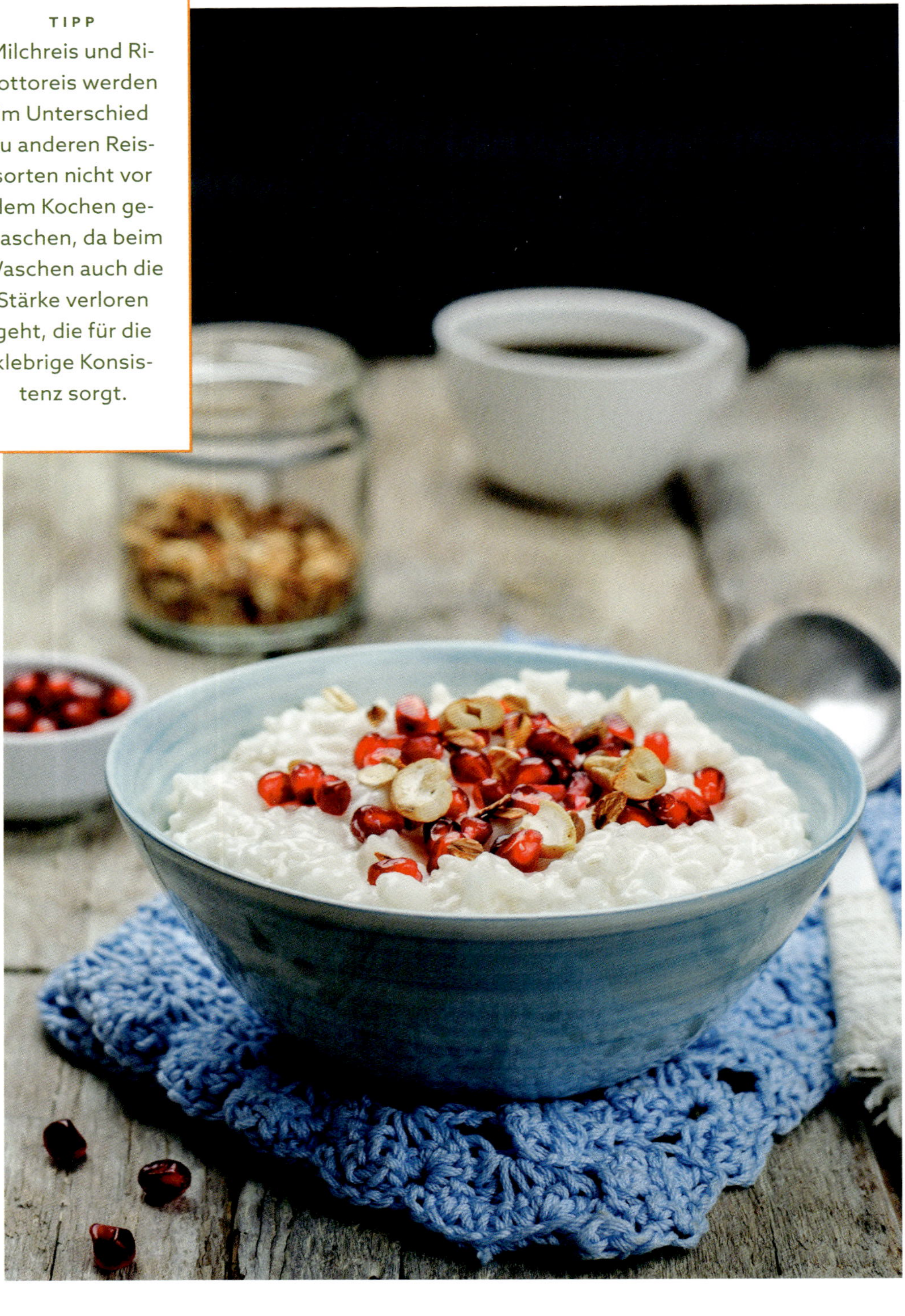

HONIG-MILCHREIS MIT FRISCHEN FRÜCHTEN

Baut das Milz-Qi auf, stärkt das Lungen-Qi und das Lungen-Yin

200 g Milchreis oder anderer Reis
1 große Prise Kardamom, gemahlen
1 große Prise Bourbonvanille, gemahlen
800 ml Hafer- oder Reisdrink
1–2 TL Honig pro Portion
frische Früchte wie Granatapfelkerne, Beeren, Pfirsiche, Melone nach Saison
Haselnüsse zum Garnieren

Milchreis in 800 ml Hafer- oder Reisdrink aufkochen. Mit Kardamom und Vanille würzen. Ca. 25 Minuten weich köcheln, immer wieder umrühren, damit nichts anbrennt. Wenn es zu fest wird, Flüssigkeit nachgießen. Wenn es zu flüssig ist, noch einmal aufkochen.

Portionsweise mit Honig, frischen Früchten und Haselnüssen anrichten und genießen.

VARIANTEN

Um den Reis gehaltvoller zu machen, können Sie etwas Sahne oder Kokosmilch unterheben. Wenn es schnell gehen soll, nehmen Sie Reisflocken statt Reis, dann ist das Gericht in wenigen Minuten fertig. Reisflocken sind im Bioladen oder in der Bioabteilung im Supermarkt erhältlich.

KRÄUTER-OMELETTE MIT RADIESCHEN

1 Bund Petersilie, Dille, Basilikum, Kresse oder andere frische Kräuter
50 g frische Sprossen (Sorte egal)
1 EL Olivenöl
1 TL Kräuter der Provence
1 Prise Koriandersamen, gemahlen
6 Eier
Salz
1–2 frische Radieschen pro Portion

Stärkt das Abwehr-Qi und die Lunge, bewegt das Qi

Kräuter und Sprossen putzen und klein schneiden. Im Olivenöl bei mittlerer Temperatur andünsten, einige Kräuter und Sprossen fürs Garnieren aufheben.

Eier in einem großen Glas verquirlen, salzen und den Kräutern und Sprossen zugeben. Eier stocken lassen.

Mit den restlichen Kräutern und Sprossen bestreuen und den in Scheiben geschnittenen, leicht gesalzenen Radieschen servieren.

Dazu passt ein Butterbrot.

VARIANTEN

Statt der Eierspeise passt auch ein weiches Ei oder Spiegelei mit Gemüse als Frühstück. Da Eier sehr nährend und damit auch befeuchtend sind, essen Sie am besten immer gekochtes oder gedünstetes Gemüse dazu, auch Kräuter und Sprossen fördern die Bekömmlichkeit. Achten Sie besonders bei einer geschwächten Verdauung darauf, nicht zu viele Eier zu essen.

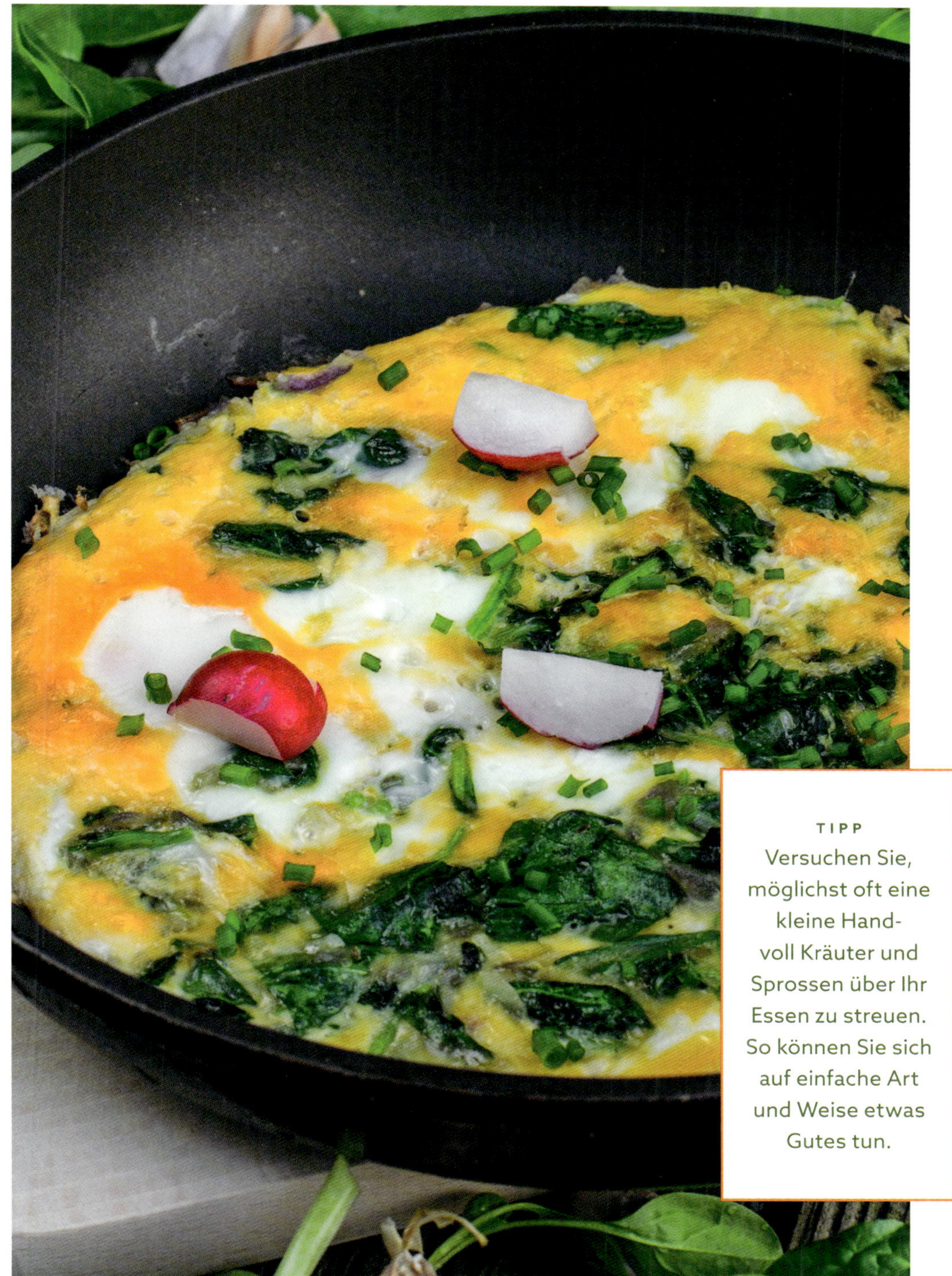

TIPP

Versuchen Sie, möglichst oft eine kleine Handvoll Kräuter und Sprossen über Ihr Essen zu streuen. So können Sie sich auf einfache Art und Weise etwas Gutes tun.

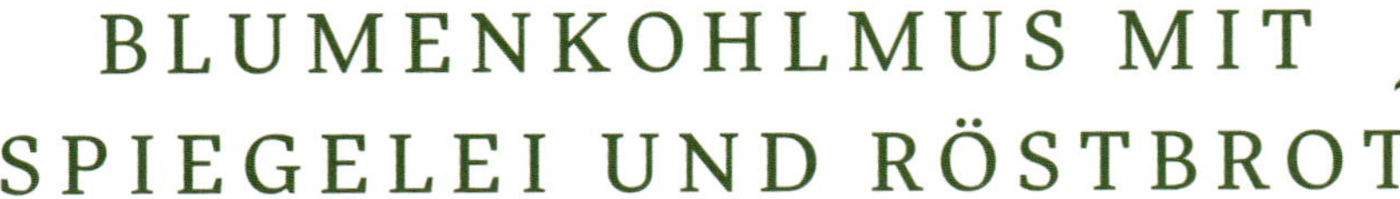

BLUMENKOHLMUS MIT SPIEGELEI UND RÖSTBROT

Stärkt die Lunge und das Abwehr-Qi

4 Eier
1 Blumenkohl
2 EL Parmesan, gerieben
1 TL Kräuter der Provence
Salz
2 TL Butterschmalz oder Kokosfett
2 Scheiben Brot
½ Packung Feta (Schafskäse)
1 EL Olivenöl
frische Kräuter nach Geschmack

TIPP
Blumenkohlmus lässt sich bis zu 3 Tage im Kühlschrank aufbewahren.

Den Blumenkohl waschen und schneiden, mit wenig Wasser bei geschlossenem Deckel ca. 8 Min. weich dünsten (je kleiner die Stücke, desto schneller geht es).

Währenddessen 4 Eier in einer großen Pfanne mit etwas Butterschmalz oder Kokosfett zu Spiegeleiern braten.

Brot in Würfel, Feta in Stücke schneiden. Brotwürfel und Feta in einer Pfanne mit etwas Olivenöl 5 Minuten rösten.

Kochwasser vom Blumenkohl abgießen, Blumenkohl mit Parmesan, Kräutern und Salz pürieren.

Blumenkohlmus mit kleinen Schälchen entnehmen und auf den Teller stürzen, mit Spiegelei, Brot und Feta anrichten, frische Kräuter darüberstreuen und genießen.

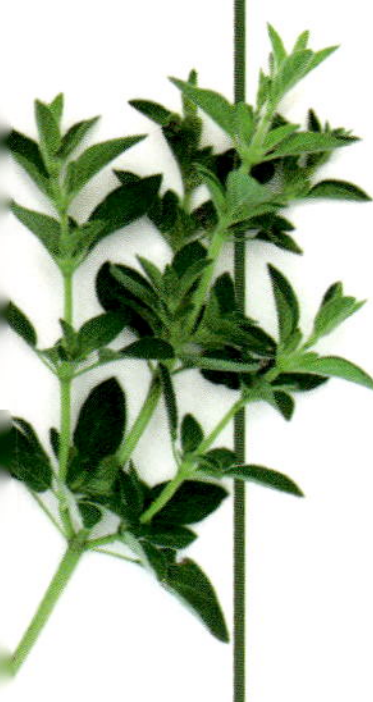

VARIANTEN
Statt Blumenkohl eignen sich auch Brokkoli, Sellerieknollen oder Süßkartoffeln sehr gut für Püree, auch in Mischungen. Zur Unterstützung der Abwehrkraft streuen Sie ein paar frische Sprossen darüber. Die Zugabe von gedünstetem Gemüse macht die Eier und das Brot bekömmlicher und liefert wertvolles Qi.

Baut gute Säfte auf, stärkt Lungen-Qi, Lungen-Yin und Abwehr-Qi, bewegt das Qi

BLITZSCHNELLE GEMÜSESUPPE

TIPP

Eine Suppe für den Arbeitsplatz: Nehmen Sie sehr klein geschnittenes Gemüse mit in die Arbeit und übergießen Sie es mit heißem Wasser. Einige Minuten ziehen lassen, fertig.

1 l Wasser
1 große Karotte, klein geschnitten
¼ Stange Lauch, klein geschnitten
½ Blumenkohl, klein geschnitten
25 g Sojasprossen, klein geschnitten
Ingwer, frisch (1–2 cm), geschält und klein geschnitten
Salz
2 EL Sojasoße (Tamari oder Shoyu)
1 EL Schnittlauch
Kürbiskerne zum Garnieren

Wasser zum Kochen bringen, das klein geschnittene Gemüse, den Ingwer und die Sprossen darin ca. 7 Minuten kochen, danach salzen.

Die fertige Suppe am Teller mit Sojasoße und frischem Schnittlauch abschmecken, mit den Kürbiskernen anrichten.

VARIANTEN

Wenn Sie Hitzewallungen, Sodbrennen, entzündliche Hauterkrankungen oder andere Hitzezeichen an sich bemerken, lassen Sie den Ingwer weg, da er sehr stark wärmt. Sie können aus diesem Gericht durch Hinzufügen von Misopaste eine Misosuppe machen, doch achten Sie darauf, dass Sie die Paste erst einrühren, wenn die Suppe nicht mehr kocht, sonst werden die wertvollen Enzyme zerstört. Sättigender wird die Suppe durch das Hinzufügen von Tofu (in Würfel schneiden und die letzten 2–3 Minuten mitkochen) und von geröstetem Sesamöl oder Olivenöl.

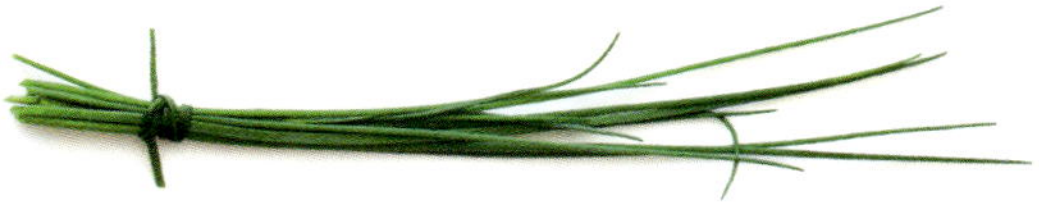

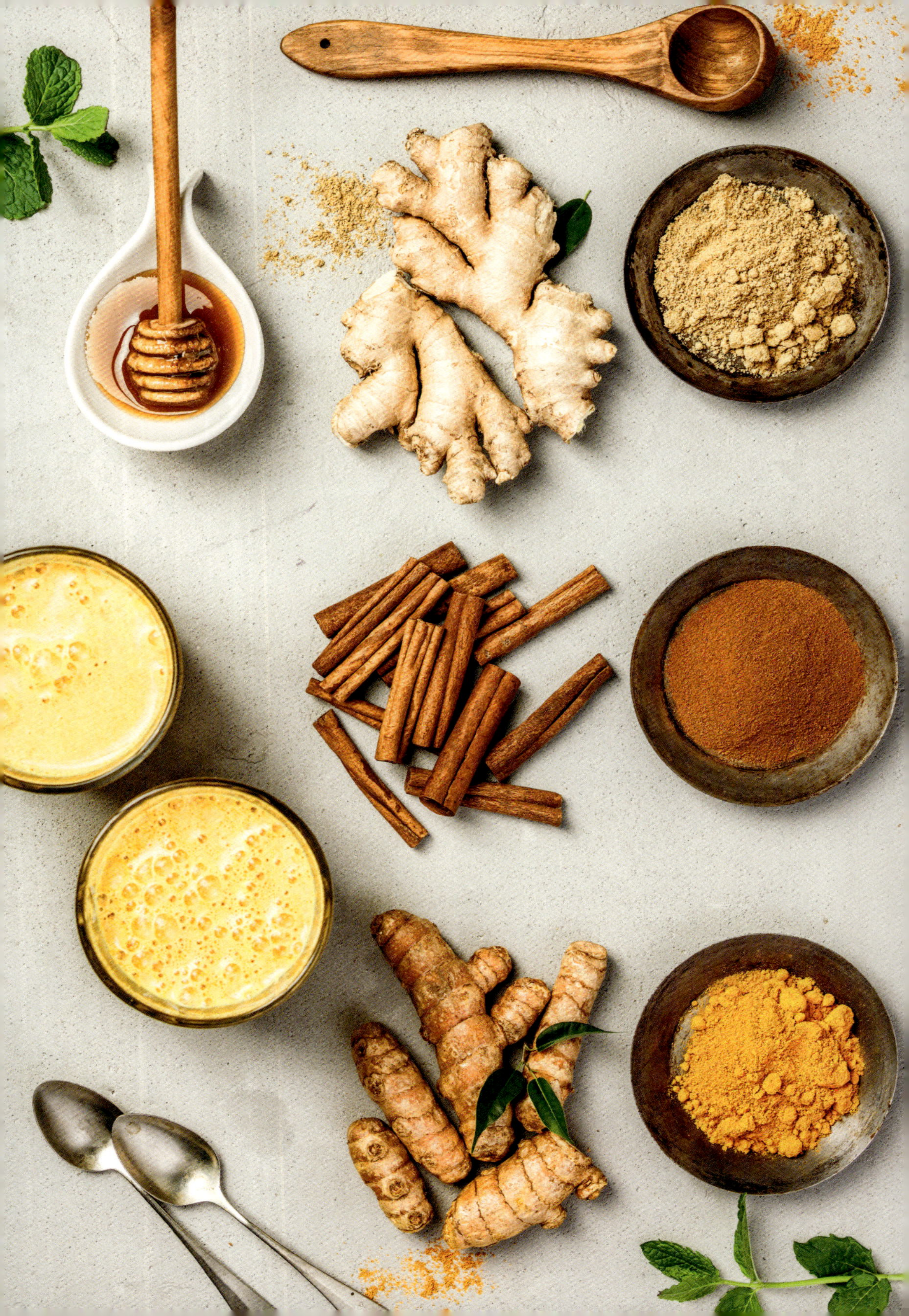

ERNÄHRUNGS-TIPPS UND HAUSMITTEL BEI VERSCHIEDENEN BESCHWERDEN

•

IN DER TCM GEHT ES UM DIE GENAUE UNTERSCHEIDUNG DER SYMPTOME: HUSTEN IST NICHT GLEICH HUSTEN. JE NACHDEM, OB ETWA SCHLEIM DABEI IST ODER NICHT, GIBT ES UNTERSCHIEDLICHE EMPFEHLUNGEN. SIE ERHALTEN HIER AUSSERDEM EINE EINFÜHRUNG IN DIE SELBST-DIAGNOSE.

•

Im ersten Teil dieses Buches haben Sie viele Tipps bekommen, wie Sie vorbeugen können, um gar nicht erst krank zu werden. In diesem Teil widmen wir uns der Frage, was Sie tun können, wenn es Sie erwischt hat. Die Nase rinnt, der Kopf schmerzt, das Schlucken tut weh. Für all diese Symptome kennt die Traditionelle Chinesische Medizin eigene Hausmittel in Form von einem wohltuenden Süppchen, bestimmten Nahrungsmitteln oder einem Kräutertee. Sie finden hier aber nur Tipps für westliche Kräutertees, da diese frei erhältlich und auch sehr gut wirksam sind. Für TCM-Kräuter wenden Sie sich bitte an Ihren TCM-Arzt oder informieren Sie sich in den Büchern von Georg Weidinger, der frei erhältliche TCM-Kräutermischungen zusammengestellt hat.[4]

Wichtig zu wissen: Für die Diagnose und die Therapie schauen wir in der TCM immer auf die vorherrschenden Symptome. So ist etwa Husten nicht gleich Husten. Die Empfehlungen können sich sehr unterscheiden, je nachdem ob etwa Schleim dabei ist oder nicht, wie beim trockenen Husten, welche Farbe dieser Schleim hat und ob er dünn- oder dickflüssig ist. In dem einen Fall müssen wir Feuchtigkeit ausleiten, im anderen Fall Säfte aufbauen, einmal kühlen, dann wärmen.

In den Abschnitten zu den einzelnen Symptomen erhalten Sie auch eine Einführung in die Selbstdiagnose, um die Ursache Ihrer Beschwerden nach TCM selbst eruieren zu können. Sie werden sehen, es ist gar nicht so kompliziert! Und es ist ein gutes Gefühl, sich selbst helfen zu können.

Konsultieren Sie jedoch Ihren Hausarzt, wenn Sie hohes Fieber oder starke Schmerzen haben oder wenn Sie sich Sorgen um Ihre Gesundheit machen. Die Anwendung der folgenden Empfehlungen liegt in Ihrer Eigenverantwortung.

EIN PAAR WORTE ZU CORONA

Auch bei neuartigen Viren wie Sars-CoV-2 können Sie dieselben Tipps beachten wie bei den altbekannten Schnupfen- und Grippeviren. Achten Sie auf Ihr Immunsystem und behandeln Sie mögliche Symptome frühzeitig mit den Ernährungstipps und Hausmitteln der folgenden Kapitel. Das ist natürlich kein Freibrief, um auf die empfohlenen Vorsichtsmaßnahmen wie Masken, Abstand und Händewaschen zu vergessen.

Zum Zeitpunkt der Arbeit an diesem Buch (Februar 2021) ist noch Vieles am neuen Coronavirus unklar, er scheint auf jeden Fall um einiges gefährlicher zu sein als Grippeviren. Nicht nur die Lunge kann betroffen sein, sondern auch das Nervensystem, außerdem können Spätfolgen auftreten (Long Covid). Meine Empfehlung ist, sich bei allen Beschwerden im Zusammenhang mit Covid-19 nicht nur mit der passenden Ernährung und Hausmitteln zu helfen, sondern auch mit TCM-Kräutern und Akupunktur. Suchen Sie sich neben schulmedizinischer Hilfe auch einen TCM-Arzt für die bestmögliche Unterstützung von allen Seiten.

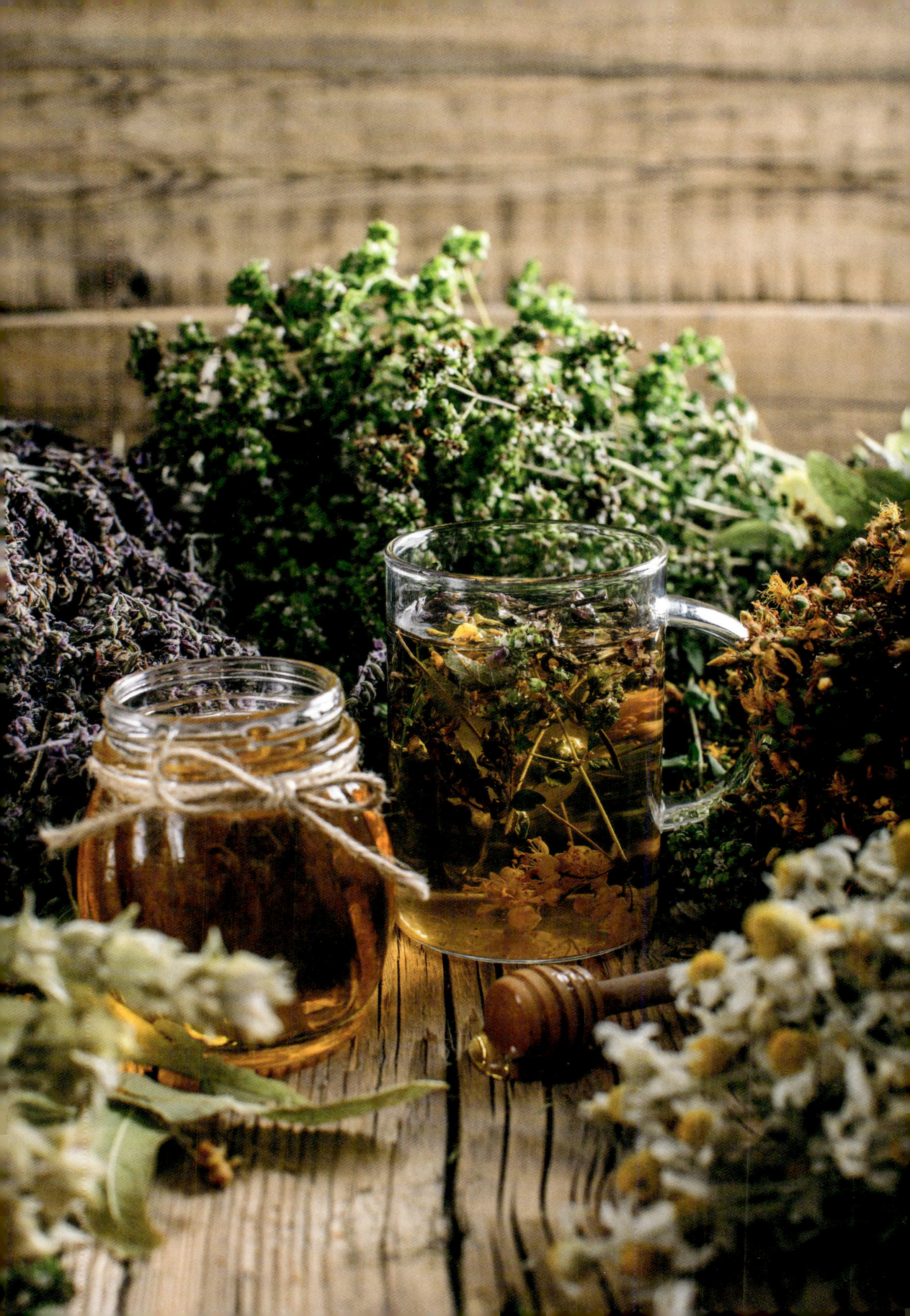

DIE WIRKUNG DER BEKANNTESTEN

KRÄUTERTEES BEI HALSWEH, HUSTEN, KOPFWEH UND FIEBER

Ich stütze mich für die Wirkung der Kräuter auf Florian Ploberger, „Das große Buch der westlichen Kräuter aus Sicht der TCM“.[5] Sie können bei allen Tees ein Löffelchen Honig zur Verbesserung des Geschmacks zugeben.

Für die Anwendung bei Kindern gilt: Kleinere Mengen nehmen und die Tees milder zubereiten. Kinder reagieren sensibler als Erwachsene.

EIBISCHWURZEL

Mehr zur Anwendung im Kapitel „Husten“, → Seite 86

- kühlend, baut das Lungen-Yin auf
- stärkt die Schleimhäute der Lunge und leitet gleichzeitig den „schlechten“ Schleim aus
- beruhigt den Geist (Shen)

PFEFFERMINZE

- kühlend, vertreibt Wind-Hitze
- hilft bei Kopfschmerzen, Gliederschmerzen, Fieber sowie gereizten, geröteten Augen
- gibt anderen Kräutern einen angenehmen Geschmack

FRISCHER INGWER

Mehr zur Anwendung im Kapitel „Erkältung“, → Seite 60

- wärmend, vertreibt Wind-Kälte
- stärkt das Immunsystem (Wei-Qi)
- als frisch aufgebrühter Tee das beste Mittel bei einer frischen Erkältung
- nicht bei Fieber mit Hitzegefühl verwenden!
- nicht bei Halsentzündungen und Schnupfen mit dickem, gelblichem Sekret verwenden!

Getrockneter Ingwer ist thermisch erhitzend und nur mit Vorsicht anzuwenden. Er kann innere Hitze verstärken oder auslösen (Beispiele für Hitze-Symptome: Sodbrennen, Hitzewallungen, Nachtschweiß, Bluthochdruck).

ISLÄNDISCHES MOOS

- wärmend, stärkt das Lungen-Qi und das Lungen-Yin
- fördert den Auswurf bei Husten
- befeuchtet trockene Schleimhäute, hilft bei Reizhusten und Heiserkeit

Die pflanzlichen Schleimstoffe wirken nur bei kalter Zubereitung. Sie sind besonders bei trockenem Husten und trockenen Schleimhäuten heilsam.

1 TL Isländisches Moos mindestens 2 Stunden in einer Tasse kaltem Wasser ziehen lassen und den Tee mit heißem Wasser auf Trinktemperatur bringen.

KAMILLE

- kühlend, entzündungshemmende und beruhigende Wirkung
- hilft bei Fieber, Hals- und Bauchweh

SPITZWEGERICH

- kühlend, leitet Schleim aus der Lunge aus
- hilft bei Husten mit gelbem, zähem Schleim

LINDENBLÜTEN

- kühlend, vertreibt Wind-Hitze und wirkt schweißtreibend
- leitet Schleim aus der Lunge aus
- wirkt beruhigend
- hilft bei Fieber, Halsentzündung, Kopfschmerzen, Ohrensausen, Unruhe

THYMIAN

- wärmend, vertreibt Wind-Kälte
- stärkt das Immunsystem (Wei-Qi)
- fördert den Auswurf bei Husten; hilft bei krampfartigem, schmerzhaftem Husten mit schwer lösbarem Schleim

SALBEI

- kühlend, wirkt entzündungshemmend und vertreibt Wind-Hitze
- hilft bei Halsentzündung, Nasennebenhöhlenentzündung und Bronchitis
- gut als Mittel zum Gurgeln bei Halsschmerzen und entzündeten Stellen im Mund

ERKÄLTUNG

Eine Erkältung, auch „grippaler Infekt“ genannt, entsteht aus Sicht der TCM durch das Eindringen von Kälte in den Körper. Dabei hilft ihr der Wind, weshalb das Syndrom in der TCM „Wind-Kälte“ genannt wird. Wenn Sie etwa bei kaltem, windigem Wetter einen längeren Spaziergang machen und Ihre Mütze zuhause vergessen haben, könnten Sie bei der Rückkehr schon die ersten Anzeichen einer Erkältung spüren: Die Nase rinnt, der Hals kratzt, und Sie fühlen sich leicht kränklich.

Um sich vor Wind-Kälte zu schützen, ist der einfachste Tipp, sich warm anzuziehen, wenn Sie hinausgehen. Vor allem der Nacken möchte geschützt werden, da dort die „Windpunkte“ liegen: Meridianpunkte, an denen der Wind besonders leicht in den Körper dringen kann. – Achten Sie außerdem auf warme Ohren und Füße!

Durch mehr gekochte Mahlzeiten halten Sie sich von innen warm, sodass Ihr Abwehr-Qi Sie perfekt schützen kann (siehe Kapitel „Das Abwehr-Qi wohnt in der Lunge“, → *Seite 23*). Vor allem im Winter sind ein gekochtes Frühstück, Suppen, Eintöpfe und Ofengerichte eine wahre Wohltat. Innere Wärme schützt vor äußerer Kälte!

Achtung: Wenden Sie Ingwertee nur an, solange Ihnen kalt ist. Wenn sich die Wind-Kälte in Hitze umwandelt, was Sie etwa an einem Hitzegefühl, höherem Fieber oder starken Halsschmerzen bemerken, ist Ingwertee das falsche Mittel. Auch bei Bluthochdruck sollte man mit Ingwer vorsichtig sein.

ERNÄHRUNGSTIPPS BEI ERKÄLTUNG

- *Verzichten Sie jetzt auf kalte Getränke, Fruchtsaft, Joghurt, Smoothies und Rohkost.*
- *Bevorzugen Sie leicht bekömmliche, pflanzliche Nahrung wie gekochtes Gemüse, Reis, Kartoffeln, Haferflocken-Porridge, Apfelkompott. Verzichten Sie auf Fleisch und Eier. Diese stärken nach TCM den pathogenen Erreger und sollten während einer Krankheit nicht gegessen werden (ja, das gilt auch für die Hühnersuppe!).*
- *Verwenden Sie wärmende Zutaten wie Lauch, Ingwer, Zwiebel, Fenchel, Frühlingszwiebel und Gewürze wie Zimt, Kardamom, Gewürznelken oder Anis.*
- *Trinken Sie viel heißes Wasser und wärmende Tees wie Fencheltee, Thymiantee und Gewürztee.*

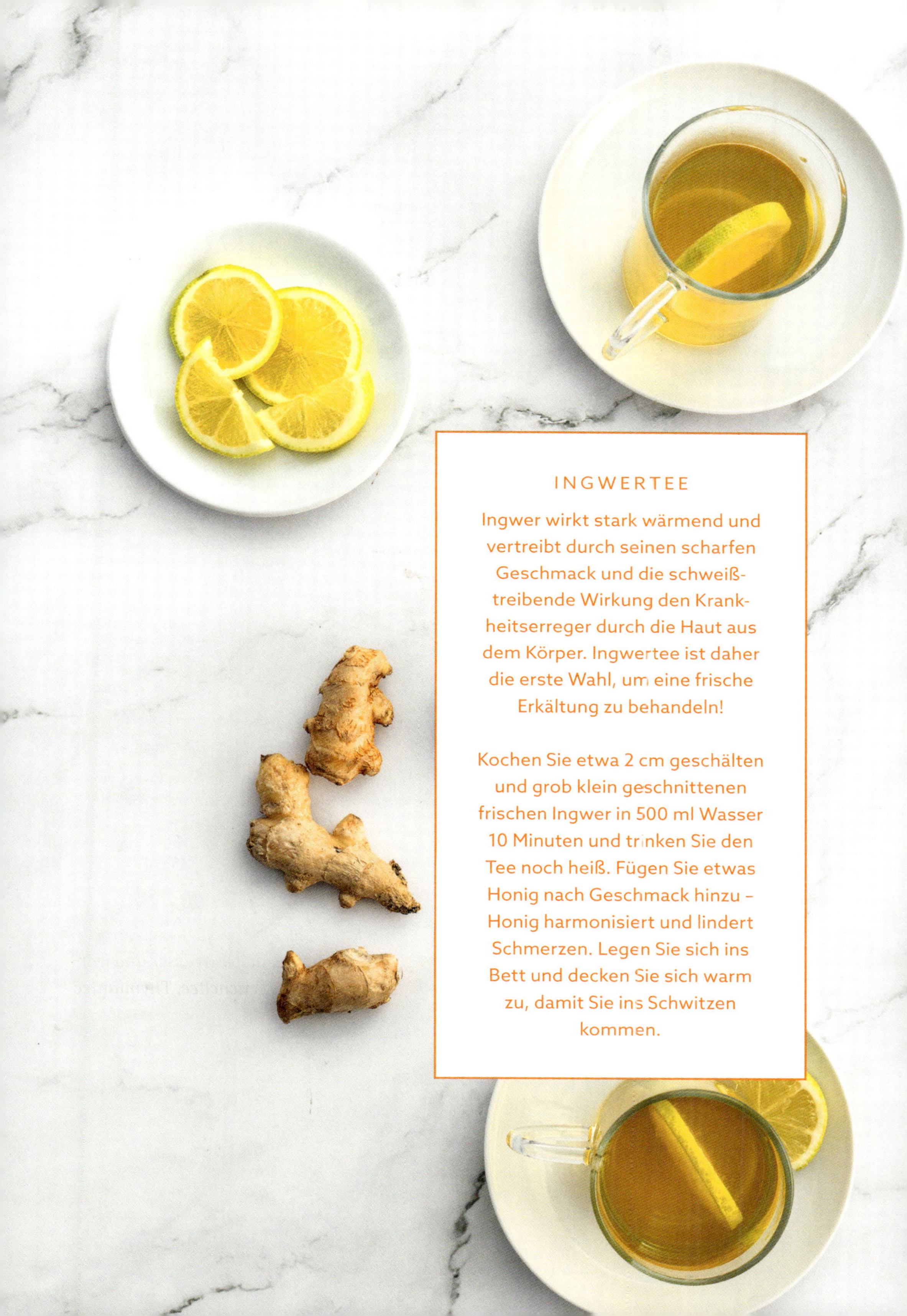

INGWERTEE

Ingwer wirkt stark wärmend und vertreibt durch seinen scharfen Geschmack und die schweißtreibende Wirkung den Krankheitserreger durch die Haut aus dem Körper. Ingwertee ist daher die erste Wahl, um eine frische Erkältung zu behandeln!

Kochen Sie etwa 2 cm geschälten und grob klein geschnittenen frischen Ingwer in 500 ml Wasser 10 Minuten und trinken Sie den Tee noch heiß. Fügen Sie etwas Honig nach Geschmack hinzu – Honig harmonisiert und lindert Schmerzen. Legen Sie sich ins Bett und decken Sie sich warm zu, damit Sie ins Schwitzen kommen.

CHINAKOHLSUPPE MIT INGWER UND FRÜHLINGSZWIEBELN

Stärkt das Lungen-Qi und wirkt entschleimend, bewegt das Qi

600 g Chinakohl
1,5 l Wasser
1 Frühlingszwiebel
1 Stück Ingwer (2 cm)
2 mehlige Kartoffeln
1 große Prise gemahlene Koriandersamen
1 große Prise gemahlener Kreuzkümmel
Salz
4 TL saure Sahne
Kresse nach Geschmack

Die äußeren Blätter des Chinakohls entfernen und das Gemüse kurz putzen. In feine, ca. 3 cm lange Streifen schneiden. Die Kartoffeln schälen und in kleinere Würfel schneiden. Die Enden der Frühlingszwiebel abschneiden, längs einschneiden und die äußere Haut abziehen, dann in feine Ringe schneiden. Ingwer vorsichtig schälen und reiben oder in kleine Stücke schneiden.

Die Kartoffeln in einem großen Topf mit dem Wasser aufkochen, Koriander, Kreuzkümmel, Ingwer und Salz zugeben. Nach 7 Minuten den Chinakohl und die Frühlingszwiebel zugeben und weitere 10 Minuten kochen. Nach Geschmack pürieren oder einfach so essen.

Pro Portion mit 1 TL saurer Sahne und etwas Kresse garnieren.

VARIANTE

Schmecken Sie die Suppe mit geröstetem Sesamöl ab, so erhält sie einen besonderen Geschmack. Sie können auch etwas mildes Currypulver und Kokosmilch zufügen.

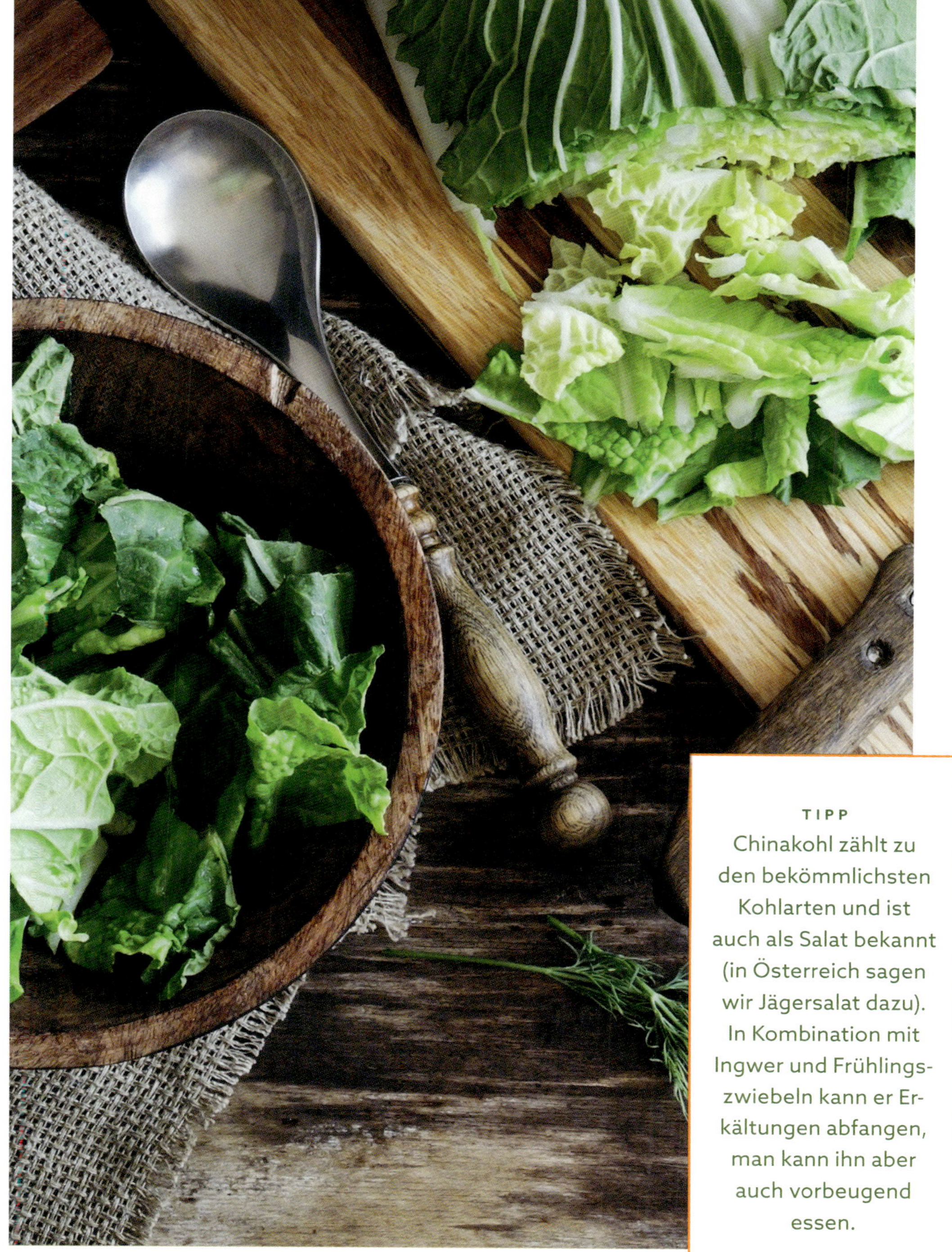

TIPP

Chinakohl zählt zu den bekömmlichsten Kohlarten und ist auch als Salat bekannt (in Österreich sagen wir Jägersalat dazu). In Kombination mit Ingwer und Frühlingszwiebeln kann er Erkältungen abfangen, man kann ihn aber auch vorbeugend essen.

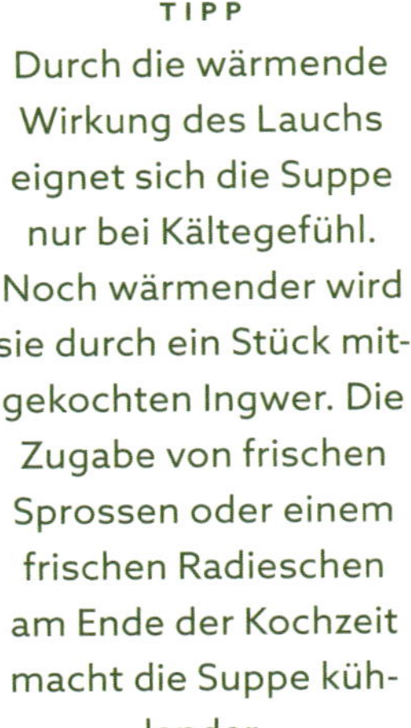

TIPP

Durch die wärmende Wirkung des Lauchs eignet sich die Suppe nur bei Kältegefühl. Noch wärmender wird sie durch ein Stück mitgekochten Ingwer. Die Zugabe von frischen Sprossen oder einem frischen Radieschen am Ende der Kochzeit macht die Suppe kühlender.

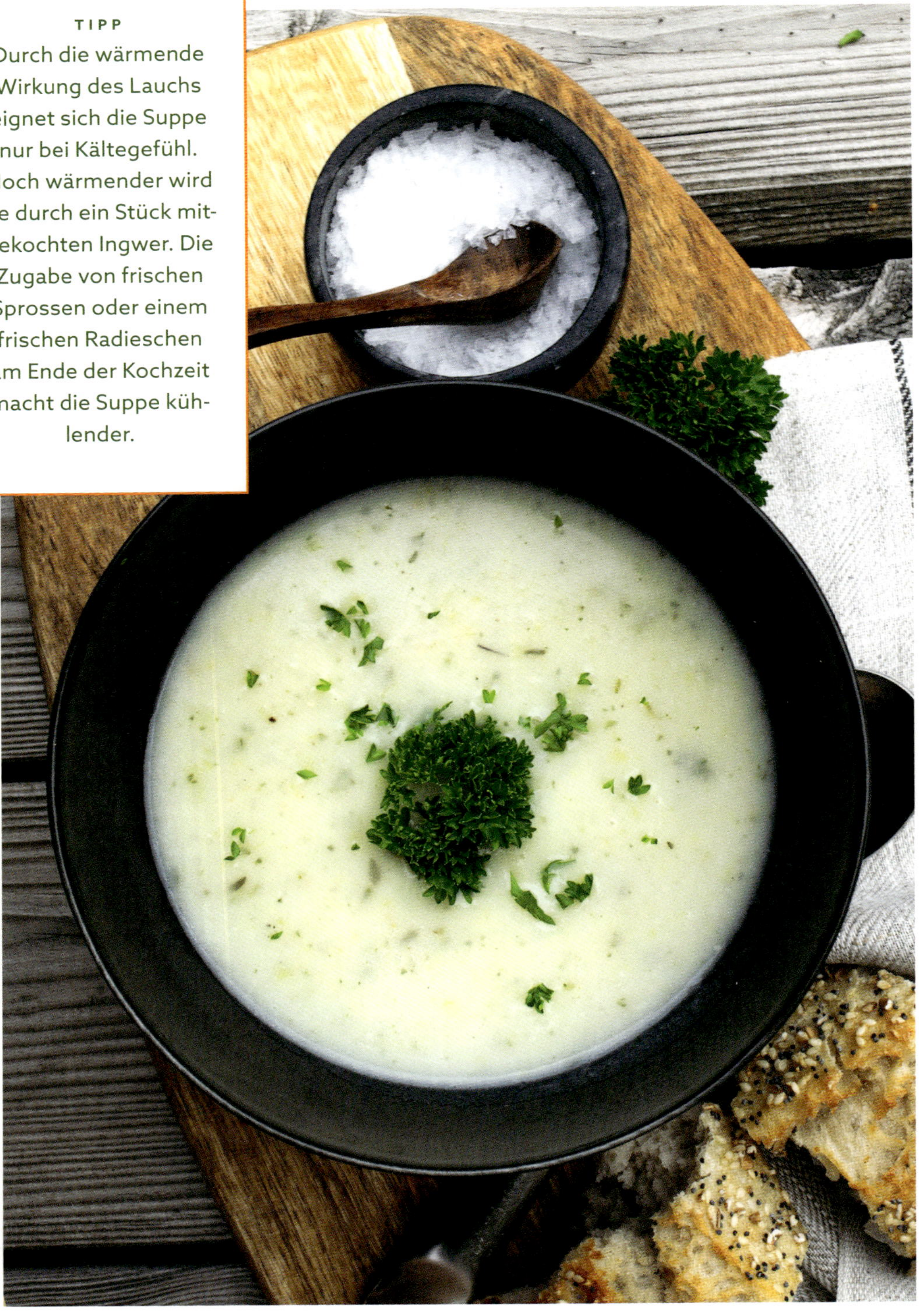

ERKÄLTUNG

LAUCHCREMESUPPE MIT CROUTONS

Wärmt, wirkt entschleimend, baut das Abwehr-Qi auf

1 Stange Lauch
3 mehlige Kartoffeln
1 l Wasser
1 große Prise gemahlene Koriandersamen
1 große Prise getrockneter Majoran
2 Lorbeerblätter
1 daumengroßes Stück Zitronenschale (Bio)
Salz
100 ml Sahne
3 Scheiben Roggenbrot
2 EL Olivenöl
1 TL Thymian

Lauch nach Entfernen der Enden und der äußersten Schicht putzen und in grobe Ringe schneiden.

Kartoffeln schälen und klein schneiden. Alles in einem größeren Topf mit ca. 1 l Wasser aufgießen (je weniger Wasser, desto cremiger wird die Suppe). Mit Koriander, Majoran, Lorbeerblättern, Zitronenschale und Salz würzen. Aufkochen und 15 Minuten kochen lassen, dann Lorbeerblätter und Zitronenschale entfernen.

Mit 1–2 EL Sahne pürieren und abschmecken.

Das Brot in Würfel schneiden und im Olivenöl in der beschichteten Pfanne ein paar Minuten rösten. Den Thymian zugeben, etwas salzen und noch mal durchrühren.

Die Suppe mit den Croutons oder einem Stück Brot servieren und genießen.

VARIANTE

Noch raffinierter wird die Suppe, wenn Sie dünne Champignonscheiben in etwas Öl rösten und die Suppe damit dekorieren.

FIEBER

Bei einer Krankheit Fieber zu bekommen, ist ein Zeichen für eine starke Abwehrkraft. Der Körper entwickelt Hitze, um den Krankheitserreger über Schwitzen auszuleiten. In der TCM heißt es, man braucht starkes Yang, also inneres „Feuer", um Fieber zu produzieren. Kinder und junge Erwachsene haben meist noch stärkeres Yang als ältere Menschen, deshalb ist ein kurzer Verlauf einer Krankheit mit hohem Fieber bei ihnen häufig. Schleppt man eine Krankheit hingegen wochenlang mit und bekommt kaum oder gar kein Fieber, ist das ein Zeichen für schwaches Yang.

Um Ihr Yang zu stärken und so auch Ihre Fähigkeit Fieber zu entwickeln, essen Sie mehr gekochtes, warmes Essen und weniger rohes und kaltes. Über die Monate und Jahre wird so das innere Feuer (Yang) immer kräftiger und hilft Ihnen, Krankheiten besser zu überstehen. Das Yang ist ja auch ein Teil des Wei-Qi, also unserer Abwehrkraft. So stärken wir mit dem gekochten Essen, das uns von innen wärmt, auch gleichzeitig unser Immunsystem.

Da Fieber eine gesunde Reaktion Ihres Körpers ist, würde ich es zulassen und nicht zu schnell mit fiebersenkenden Medikamenten unterdrücken. Fieber zwingt uns außerdem zu körperlicher Ruhe, was bei einer Krankheit sehr sinnvoll ist. Ihr Körper will jetzt ausruhen und viel schlafen, und Sie haben wahrscheinlich nur wenig Appetit. Hören Sie auf Ihren Körper! Schlafen, wenig essen, mehr trinken – das ist jetzt genau das Richtige für Sie. Ein Grund für die Verbreitung chronischer Krankheiten ist aus Sicht der TCM unter anderem, dass wir uns bei akuten Krankheiten zu wenig Zeit geben, den Körper seine Arbeit machen zu lassen. Er weiß nämlich genau, was zu tun ist. Wenn wir seine natürlichen Reaktionen immer wieder medikamentös unterdrücken, zieht sich der Erreger ins Innere zurück und wartet dort auf die nächste Gelegenheit.

Wie hoch darf das Fieber werden, bevor Sie eingreifen sollten?

Ich möchte vorausschicken, dass die folgenden Empfehlungen keinen Arztbesuch ersetzen. Es ist individuell sehr verschieden, wie belastend hohes Fieber erlebt wird. Wenn Sie sich sehr schlecht fühlen und sich Sorgen machen, dass etwas nicht stimmt, kontaktieren Sie Ihren Hausarzt! Auch wenn hohes Fieber mehrere Tage andauert und Hausmittel nicht wirken, sollten Sie einen Arzt rufen.

Es ist auch wichtig zu wissen, dass die Normaltemperatur nicht bei jedem gleich ist. Während der eine Mensch eine Temperatur von 36,5 °C hat, sind für den anderen 37 °C die normale, gesunde Körpertemperatur. Messen Sie deshalb auch einmal im gesunden Zustand Ihre Temperatur, damit Sie wissen, was bei Ihnen das Normale ist. Von Fieber sprechen die meisten Ärzte erst ab 37,5 °C, wobei auch das individuell unterschiedlich erlebt wird. Bei mir ist es so, dass ich mich schon mit 37,2 °C krank fühle. Mein erster Weg ist dann der ins Bett, um mich auszuruhen und zu schlafen.

Wenn das Fieber über 39 °C steigt, empfehle ich zu fiebersenkenden Hausmitteln zu greifen, noch bevor Sie Medikamente nehmen. Auch bei 38 °C können Sie schon Hausmittel anwenden, wenn Sie sich schlecht fühlen. Eine Ausnahme sind natürlich Personen, die zu Fieberkrämpfen neigen oder aus anderen medizinischen Gründen nicht hoch fiebern dürfen, in dem Fall sollte man das Fieber schon früher senken.

Bei Fieber gelten dieselben Ernährungstipps wie bei Grippe (siehe folgendes Kapitel): Insgesamt sollten Sie jetzt nur wenig essen, damit Ihr Körper seine Energie fürs Gesundwerden verwenden kann.

—

Von Fieber sprechen die meisten Ärzte erst ab einer Temperatur von 37,5 °C, wobei auch diese individuell äußerst unterschiedlich erlebt wird.

KRÄUTERTEES BEI FIEBER

Wählen Sie eine oder zwei Sorten aus, die Ihnen gut schmecken oder die Sie einmal ausprobieren wollen. Trinken Sie davon zwei bis vier Tassen am Tag.

Chinesischer Chrysanthemenblütentee

- erhältlich in TCM-Apotheken
- kühlend, vertreibt Wind-Hitze
- hilft bei Fieber, Grippe, Kopfschmerzen, Schwindel und Augenentzündungen

Holunderblütentee

- kühlend, vertreibt Wind-Hitze und wirkt schweißtreibend
- leitet Feuchte Hitze aus (schleimlösend)
- hilft bei Fieber, Halsentzündung, Bronchitis, Nasennebenhöhlenentzündung

Kamillentee

- kühlend, entzündungshemmend und beruhigend
- hilft bei Fieber, Hals- und Bauchweh

Lindenblütentee

- kühlend, vertreibt Wind-Hitze und wirkt schweißtreibend
- leitet Schleim aus der Lunge aus
- wirkt beruhigend
- hilft bei Fieber, Halsentzündung und Kopfschmerzen

HAUSMITTEL, DIE FIEBER SENKEN KÖNNEN

Achtung: Wenden Sie diese Hausmittel nur an, wenn Sie warme Füße haben und Ihnen insgesamt warm ist. Bei kalten Füßen und bei Schüttelfrost sollten wir den Körper nicht abkühlen, sondern wärmen. Nach TCM herrscht in diesem Stadium noch Wind-Kälte im Körper vor, und ein wärmender Ingwertee ist dann das bessere Mittel (siehe Kapitel „Erkältung“, → Seite 60).

ESSIGSOCKEN

Vielleicht kennen Sie dieses Hausmittel schon aus Ihrer Kindheit oder haben es an Ihren eigenen Kindern angewandt. Es ist auch für Erwachsene sehr empfehlenswert und einfach in der Anwendung. Neben der fiebersenkenden Wirkung helfen Essigsocken auch bei innerer Unruhe und Desorientierung.

Mischen Sie mäßig kühles Wasser mit etwas Apfelessig, nehmen Sie dafür auf einen Liter Wasser 3–4 EL Essig. Tauchen Sie ein Paar Socken ein und ziehen Sie sie an. Legen Sie sich ins Bett und wickeln Sie die Füße in ein Handtuch, damit Ihre Bettwäsche nicht nass wird. Alternativ können Sie auch ein weiteres Paar trockener Socken anziehen.

Einwirkzeit: ca. 20 Minuten (solange sich die Socken kühl anfühlen)

Durch den Essig mit seiner sauren, zusammenziehenden Wirkung wird das Fieber quasi durch die Füße aus dem Körper gezogen. Achten Sie bitte darauf, dass das Fieber nicht zu schnell sinkt, da dies den Kreislauf stark belasten kann. Machen Sie deshalb nicht zu viele Anwendungen hintereinander, sondern gönnen Sie Ihrem Körper Pausen.

Bleiben Sie nach dem Abnehmen der Essigsocken noch liegen und ruhen Sie sich aus.

WADENWICKEL

Tauchen Sie zwei Handtücher in mäßig kühles Wasser und wickeln Sie sie um Ihre Waden. Achtung: Das Wasser soll nicht eiskalt sein! Geben Sie ein trockenes Handtuch rundherum und legen Sie sich ins Bett. Um die Wirkung zu verstärken, können Sie auch hier Essigwasser anwenden.

Einwirkzeit: ca. 20 Minuten (solange sich die Wickel kühl anfühlen)

In meiner Kindheit wurde ich bei Fieber übrigens als Ganzes in ein nasses, heißes Leintuch gewickelt und musste so eine Zeit lang verharren. Das war nicht angenehm, aber es hat gewirkt!

EINLAUF

Ein Einlauf mit lauwarmem Wasser mittels Irrigator kann ebenfalls Fieber senken. Ich habe es schon selbst probiert, und es wirkt. Den Irrigator erhalten Sie in der Apotheke.

GURKE MIT HONIG

Auch das ist ein Tipp bei typischer Sommergrippe: Nehmen Sie die Hälfte einer frischen kleinen Gurke und geben Sie etwas Honig dazu. Essen Sie diese Menge zwei- bis dreimal täglich.

TOMATEN-WASSERMELONEN-SAFT

Dieser Tipp ist für den Sommer gedacht! Mischen Sie Tomatensaft mit frisch gepresstem Wassermelonensaft nach Geschmack. Beide wirken stark kühlend und können das Fieber senken. Außerdem helfen sie die guten Säfte zu bewahren, also gegen das Austrocknen durch Schwitzen und die äußere Sommerhitze.

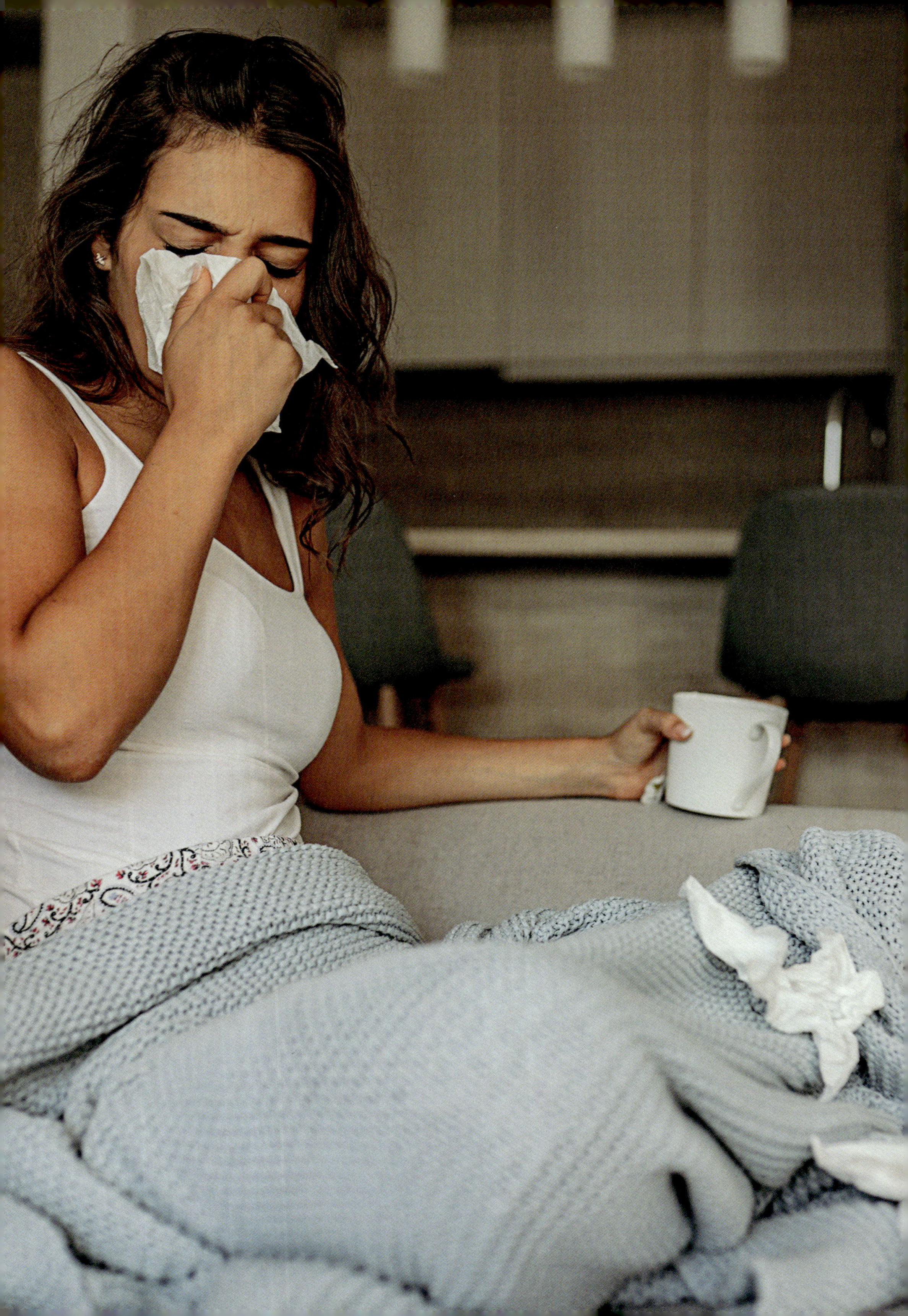

GRIPPE

Die echte Grippe unterscheidet sich von einer Erkältung (grippaler Infekt) dadurch, dass sie sehr plötzlich einsetzt und die Symptome um einiges stärker sind. Man hat sofort hohes Fieber oder starke Gliederschmerzen, außerdem Hals- und Kopfschmerzen. Nach TCM zeigen Glieder-, Nacken- und Kopfschmerzen eine Qi-Stagnation, da das Abwehr-Qi durch den eindringenden Krankheitserreger blockiert wird. Immer wenn Qi, unsere Energie, nicht frei fließt, kommt es zu Schmerzen im Körer.

Dieser Verlauf zeigt nach TCM eine Wind-Hitze, die über die Lunge, also über Nase und Rachen, in den Körper eindringt.

- *Essen Sie weniger als gewohnt, damit Ihr Körper die gesamte Energie fürs Gesundwerden verwenden kann anstatt für die Verdauung.*
- *Trinken Sie viel lauwarmes Wasser sowie Tees aus Kamille, Pfefferminze, Holunderblüten, Lindenblüten oder Spitzwegerich, gerne auch gemischt. Diese Kräuter vertreiben Wind-Hitze aus dem Körper (siehe auch im Kapitel „Fieber“, → Seite 67).*
- *Essen Sie Gemüsesuppen und leicht bekömmliche Mahlzeiten aus Reis, gekochten Haferflocken, Kartoffeln, Karotten oder Apfelkompott.*
- *Verzichten Sie auf Fleisch und Eier. Diese stärken laut TCM den Krankheitserreger. Das gilt auch für Hühnersuppe.*
- *Hühnersuppe wird in der TCM zur Stärkung des Immunsystems empfohlen sowie nach Krankheiten, um wieder zu Kräften zu kommen. Sie wirkt wärmend, stärkt das Qi und das Blut. Verzichten Sie daher während der Erkrankung auf Hühnersuppe, auch wenn sie als Hausmittel gilt. Sie stärkt nämlich auch den pathogenen Erreger, also die Bakterien oder Viren.*
- *Verzichten Sie auf erhitzende Gewürze, also auf Pfeffer, Chili, Knoblauch, Zimt, Ingwer, Gewürznelken, Anis. Diese eignen sich nur, wenn Kälte im Körper vorhanden ist, wie etwa bei einer frischen Erkältung mit Frieren und rinnender Nase. Sobald Sie Fieber haben, lassen Sie sie weg. Das gilt auch für Ingwertee.*
- *Bei Grippe können die unterschiedlichsten Symptome dabei sein – schlagen Sie bei den entsprechenden Empfehlungen für Fieber, Halsschmerzen, Husten, Kopfschmerzen und Schnupfen nach.*

Auch wenn sie als Hausmittel gilt – verzichten Sie auf die Hühnersuppe! Sie stärkt nämlich auch den pathogenen Erreger, also die Bakterien oder Viren.

GRIPPE

APFEL-REIS-CONGEE

Kühlt innere Hitze, stärkt das Qi, das Yin und die guten Säfte

150 g Rundkornreis
1 l Wasser
1 große Prise Bourbonvanille
1 große Prise gemahlener Kardamom
2 Äpfel
Sonnenblumenkerne nach Geschmack
etwas Honig zum Süßen

Den Reis gut in kaltem Wasser waschen, dann mit 1 l frischem Wasser in einem großen Topf gemeinsam mit der Bourbonvanille und dem Kardamom mindestens 2 Stunden kochen lassen. Zwischendurch umrühren und bei Bedarf Wasser nachgießen, sodass nichts anbrennt. Die so entstandene Reissuppe gilt nach TCM als bekömmlich und stärkend. Je länger das Congee kocht, desto leichter verdaulich wird es.

Äpfel schälen und in mundgerechte Stücke schneiden. Die letzten 10 Minuten im Congee mitkochen.

Nach Geschmack mit etwas Honig süßen, mit den Sonnenblumenkernen dekorieren und genießen.

VARIANTEN

Das Congee ist sehr variabel und schmeckt süß wie pikant. Verwenden Sie Früchte nach Saison, die Sie entweder kurz mitkochen lassen oder am Schluss roh zugeben, wie etwa Beeren. Für mehr Süße kochen Sie klein geschnittene Datteln oder Rosinen mit. Für eine pikante Variante können Sie jedes Gemüse mitkochen und die entsprechenden Gewürze verwenden. – Achtung: Verwenden Sie bei Grippe keine wärmenden Zutaten wie Ingwer, Pfeffer oder Zwiebel und Lauch.

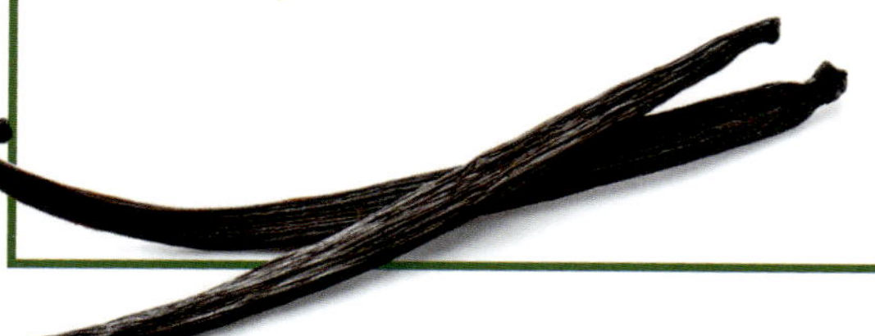

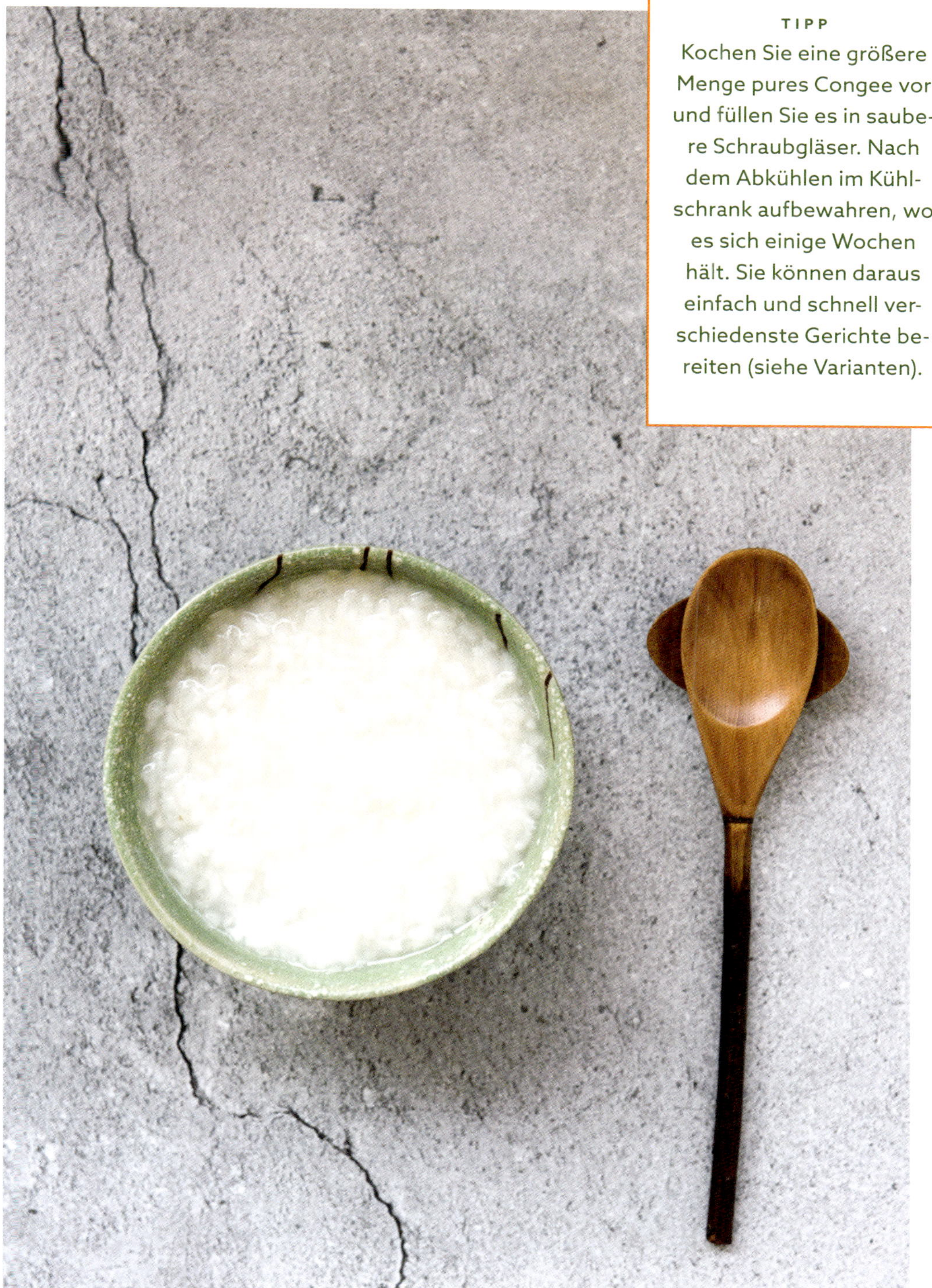

TIPP

Kochen Sie eine größere Menge pures Congee vor und füllen Sie es in saubere Schraubgläser. Nach dem Abkühlen im Kühlschrank aufbewahren, wo es sich einige Wochen hält. Sie können daraus einfach und schnell verschiedenste Gerichte bereiten (siehe Varianten).

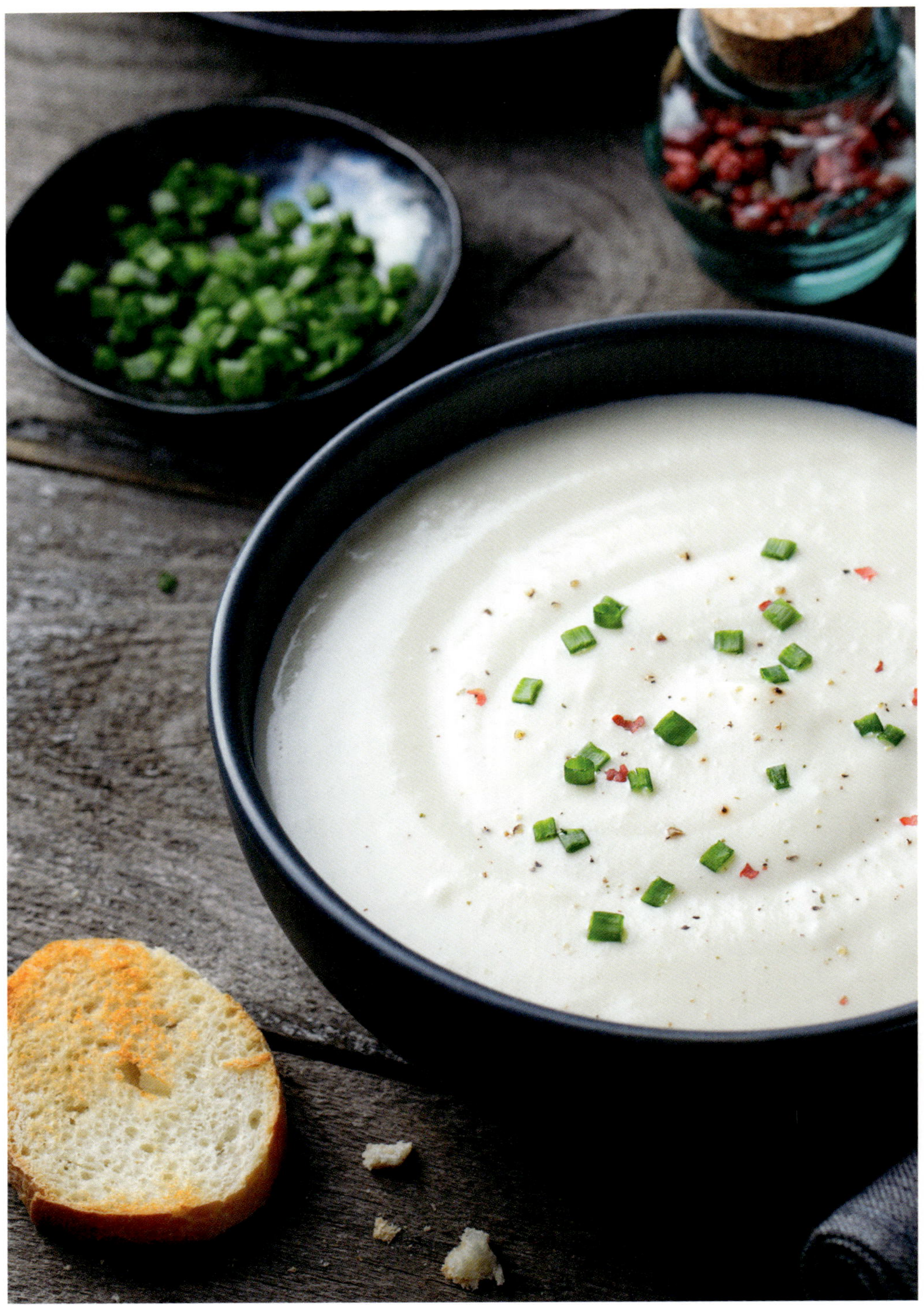

SELLERIE-BIRNEN-SUPPE

Kühlt innere Hitze, stärkt das Lungen-Yin und die guten Säfte, bewegt das Qi

1 kleine Sellerieknolle
2 mehlige Kartoffeln
2–3 Stangen Staudensellerie
800 ml Wasser
2 TL Liebstöckel (frisch oder getrocknet)
1 große Prise gemahlener Kümmel
Salz
1 größere Birne
100 ml Sahne
Schnittlauch nach Geschmack
1 EL geriebener Parmesan

Sellerieknolle und Kartoffeln schälen und klein schneiden. Staudensellerie putzen, Enden eventuell schälen (holzige Stellen entfernen), klein schneiden.

Alles in einem Topf mit etwa 800 ml Wasser großzügig bedecken und aufkochen. Liebstöckel, Kümmel und Salz zugeben. 15–20 Minuten kochen, bis alles weich ist.

Birne schälen, Kerngehäuse entfernen, in größere Stücke schneiden, die letzten 5 Minuten mitköcheln.

Zwei Drittel der Sahne zugeben. Suppe mit einem Stabmixer pürieren, restliche Sahne steif schlagen.

Suppe mit je 1 Tupfer Sahne, Schnittlauch und Parmesan garnieren.

VARIANTE

Probieren Sie einen Apfel statt der Birne, wenn es gerade keine Birnen zu kaufen gibt. Beide stärken die Lunge, die Birne ist etwas kühlender und stärkt besonders das Lungen-Yin.

HALSSCHMERZEN

Akutes Halsweh entsteht laut TCM durch das Eindringen von Wind-Kälte, die sich dann in Wind-Hitze verwandelt. Das ist die typische Erkältung, bei der wir am Anfang nur ein leichtes Halskratzen spüren, das sich zu einer schmerzhaften Entzündung entwickelt. Es kann auch sein, dass direkt Wind-Hitze eindringt, wie etwa bei einer akuten Mandelentzündung (Angina tonsillaris) oder einer echten Grippe. Dann sind die Halsschmerzen vom Beginn sehr stark und auch häufig von Fieber begleitet.

Für die Anwendung der richtigen Hausmittel und Nahrungsmittel ist es sehr wichtig, dass Sie unterscheiden, ob Kälte oder Hitze die Ursache Ihrer Beschwerden ist.

- *Kälte:*
  Frieren, Kratzen im Hals, kein oder nur geringes Fieber, rinnende Nase mit flüssigem Sekret
- *Hitze:*
  heißes Körpergefühl, Schwitzen, starke Halsschmerzen, Fieber, Schnupfen mit gelblichem, dickem Sekret

Akute Halsschmerzen sind ein Fülle-Syndrom, das heißt, der pathogene Faktor muss ausgeleitet werden. Das geht umso besser, je schneller die Behandlung einsetzt. Wenn Sie gleich zu Beginn auf die entsprechenden Hausmittel setzen, ist die Chance auf rasche Heilung groß.

BEHANDLUNG BEI KÄLTE:

- *Trinken Sie ein bis zwei Tassen frischen Ingwertee, solange Sie die Kälte spüren (siehe Kapitel „Erkältung“, → Seite 60), und viel warmes bis heißes Wasser.*
- *Essen Sie Suppen und gekochte Speisen aus folgenden Nahrungsmitteln: Lauch, Zwiebel, Fenchel, Reis, Haferflocken, Karotten, scharfe Gewürze in Maßen*
- *Verzichten Sie auf Rohes und Kaltes.*

BEWÄHRTES HAUSMITTEL: INHALIEREN

Sobald ich ein Kratzen im Hals verspüre, stelle ich einen Topf Wasser auf den Herd. Am Schluss eine ordentliche Prise Salz dazu – und schön tief einatmen. Oft reicht das schon. Inhalieren ist wirksam und kostet nichts. Meist beuge ich mich über den Herd und inhaliere direkt im Stehen, dabei reduziere ich die Hitze. Sie können sich auch hinsetzen und ein großes Tuch überwerfen, damit der Dampf lange erhalten bleibt. 10 Minuten mindestens – und die Nase ist freier, Sie atmen besser und das Halsweh ist milder geworden. Einfach und effektiv!

BEHANDLUNG BEI HITZE:

- *Trinken Sie Eibischwurzeltee, Salbeitee, Lindenblütentee, Pfefferminztee und Kamillentee. Vor allem Salbeitee eignet sich auch zum Gurgeln. Etwas Honig zum Tee harmonisiert die Wirkung und lindert Schmerzen.*
- *Versuchen Sie, eine Zitronenscheibe mit etwas Salz zu essen. Zitrone kühlt nach TCM Wind-Hitze und leitet Toxine aus. Salz wirkt zusätzlich entschleimend.*
- *Salzwasser (ein halber Teelöffel Salz auf 1 Glas warmes Wasser) eignet sich zum Gurgeln und wirkt abschwellend.*
- *Topfen (Quark) wirkt kühlend, schmerzstillend und entzündungshemmend und eignet sich sehr gut für einen Wickel. Streichen Sie den lauwarmen Topfen auf ein Geschirrtuch und wickeln Sie sich dieses um den Hals (Topfen nicht direkt auf der Haut, sondern im Tuch eingepackt). Nun noch ein warmes Tuch darüber und ca. 20 Minuten einwirken lassen, je nachdem, wie lange es für Sie angenehm ist.*
- *Auch Salzwasser oder Zitronenwasser eignen sich für einen Halswickel.*
- *Essen Sie vorwiegend gekochte Speisen, die aus folgenden Nahrungsmitteln bestehen: Kohlrabi, Rettich, Radieschen, Tofu, Reis, Chinakohl, Blumenkohl*
- *Verzichten Sie auf erhitzende Gewürze wie Pfeffer, Chili, Zimt, Gewürznelken, Ingwer, sowie auf Knoblauch, Zwiebel, Lauch. Auch Hühnersuppe ist bei akutem Halsweh keine gute Idee, da sie nach TCM den pathogenen Erreger stärken würde (das gilt auch für Eier).*

Wenn Sie unter chronischen, also immer wiederkehrenden, Halsschmerzen leiden, steht nach TCM ein Mangel dahinter. Dabei handelt es sich um einen Lungen-Qi- oder Lungen-Yin-Mangel. Das bedeutet, die Lunge ist insgesamt geschwächt und zu trocken. Qi und Yin müssen langfristig gestärkt werden. Lesen Sie dazu im ersten Teil des Buches nach (Immunsystem nach TCM, → *Seite* 9).

Eine andere Ursache von chronischen Halsschmerzen sowie Hüsteln kann ein zu heißer Magen sein, also Magen-Hitze. Durch den Meridian-Verlauf des Magens zeigt sich Magen-Hitze möglicherweise in Form von chronischen Halsschmerzen. Typische Symptome: Reflux, Sodbrennen, Magenschmerzen. Wie bei jeder Hitze im Körper sind auch hier der Verzicht auf scharfe, erhitzende Gewürze sowie das Reduzieren von gegrilltem oder scharf angebratenem Fleisch, Wurst, Kaffee, Alkohol empfehlenswert.

DIESE TIPPS HELFEN BEI JEDER ART VON HALSWEH – OB CHRONISCH ODER AKUT, OB DURCH HITZE ODER KÄLTE VERURSACHT:

- *Trinken Sie viel, am besten Warmes.*
- *Inhalieren Sie mit Salzwasser und achten Sie auf eine nicht zu trockene Raumluft (Luftbefeuchter, nasse Tücher aufhängen).*
- *Verzichten Sie aufs Rauchen.*
- *Gönnen Sie sich Erholung, wenn der Hals schmerzt. Körperliche Ruhe hilft, wieder gesund zu werden.*
- *Halten Sie Ihren Hals schön warm!*
- *Wenn die Schmerzen nicht besser werden, gehen Sie bitte zu Ihrem Hausarzt.*

ANTIBIOTIKA – JA ODER NEIN?

Aus Sicht der TCM ist die Hauptwirkung von Antibiotika eine stark kühlende. Das ist bei entzündlichen Krankheiten erwünscht, denn jede Entzündung zeigt innere Hitze! Leider wirken Antibiotika aber auch befeuchtend und können Schleim im Körper hinterlassen. Durch ihre sehr abkühlende Wirkung schwächen sie unser Verdauungsfeuer. Dabei kommt es immer darauf an, wie lange und wie häufig man sie nimmt, ebenso wie auf die individuelle Verdauungskraft (also auf die Stärke des Milz-Qi).

Ich bin der Überzeugung, dass die westliche Medizin und die Traditionelle Chinesische Medizin zusammengehören. Deshalb würde ich auch nie von Antibiotika abraten und nehme sie auch selber, wenn es sein muss. Ich werde allerdings skeptisch, wenn mir jemand erzählt, dass er in diesem Jahr schon vier Antibiotikakuren gemacht hat und die Beschwerden immer wieder kommen. Spätestens dann empfehle ich den Besuch bei einem TCM-Arzt oder einer TCM-Ärztin. Es gibt nämlich wunderbare TCM-Kräuter, die antibiotisch und antiviral wirken und keine Nebenwirkungen haben.

Meine Empfehlung für Sie lautet, zuerst einmal die Ernährungstipps und Hausmittel aus diesem Buch auszuprobieren, bevor Sie zu Medikamenten greifen. Geben Sie Ihrem Körper außerdem Ruhe und Zeit, um sich selbst zu heilen. Vertrauen Sie darauf, dass Ihr Körper weiß, was er zu tun hat. Husten und Schnupfen haben den Zweck, einen Krankheitserreger mithilfe des Sekrets aus dem Körper zu leiten. Deshalb sollte man auch nicht zu schnell zum Nasenspray oder anderen Mitteln greifen. Die Ausleitung des Schleims ist sehr wichtig für den Körper, um gesund zu werden.

Auch Fieber ist wichtig für den Körper und zeigt, dass das Qi und das Yang stark genug sind, um den Kampf mit dem pathogenen Erreger aufzunehmen. Schwitzen ist eine weitere Möglichkeit, wie der Körper diesen loswird.

Wenn es dann doch einmal nötig ist, Antibiotika zu nehmen, achten Sie bitte auf Ihre Verdauung. Essen Sie vorwiegend gekochte, leicht bekömmliche Speisen und verzichten Sie auf Kaltes und Rohes. Ihr Körper und Ihr Darm werden durch die Antibiotika sowieso schon sehr stark abgekühlt.

—

Verzichten Sie besonders während einer Krankheit und wenn Sie Medikamente nehmen auf Fast Food, Industriekost und Fertigprodukte. Diese belasten Ihre Verdauung und sind echte Qi-Räuber.

SPEZIALTIPP AUS DER TCM: KUZU

Kuzu ist ein Bindemittel aus einer japanischen Wurzel. Es sieht aus wie weiße Kreide und ist im Reformhaus erhältlich. Es wird zum Binden von Soßen, Kompotten, Pudding oder Suppen verwendet. Es stärkt die gute Darmflora, fördert den Aufbau der Magenschleimhäute und reinigt den Darm.

ZUR BEGLEITUNG EINER ANTIBIOTIKATHERAPIE (ODER DANACH):

Ein bis zwei Wochen lang jeden Tag 1–2 TL Kuzu in wenig kaltem Wasser auflösen, kurz in Wasser, Kompott, Apfel-/Birnensaft oder Suppe aufkochen, gut umrühren, damit sich keine Klümpchen bilden. Auf Trinktemperatur abkühlen lassen, bis die Konsistenz geleeartig ist. Ein bis zwei Gläser am Tag trinken.

Sie können Ihre Darmflora außerdem durch die Einnahme von probiotischen und präbiotischen Nahrungsmitteln stärken: frische Misopaste, frisches Sauerkraut, Chicorée, Lauch, Pastinaken, Schwarzwurzeln, abgekühlte Kartoffeln (etwa als Kartoffelsalat) und abgekühlter Reis (beim Abkühlen bildet sich resistente Stärke, die die guten Darmbakterien füttert; diese Wirkung ist auch nach dem Aufwärmen noch da), Umeboshi-Pflaumen. Verwenden Sie diese Zutaten nur, wenn sie Ihnen keine Blähungen oder Magenschmerzen bereiten.

PROBIOTIKA sind die „guten“ Darmbakterien, die z. B. beim Fermentieren von Nahrungsmitteln entstehen. Probiotika in Kapselform sind eine Alternative, fragen Sie dazu Ihren Arzt oder Apotheker.

PRÄBIOTIKA sind unverdaubare Nahrungsreste, die das Überleben der Probiotika fördern, wie in Lauch, Pastinaken und abgekühltem Reis.

HALSSCHMERZEN

FENCHELSUPPE

2 Fenchel
200 g Sellerieknolle
1 mehlige Kartoffel
1 l Wasser
1 große Prise gemahlene Koriandersamen
1 große Prise getrockneter Majoran
Salz
1 Stück Ingwer (2 cm)
100 ml Sahne
Petersilie nach Geschmack

Wärmt, baut das Abwehr-Qi und das Milz-Qi auf

Fenchel putzen, den Strunk wegschneiden. Das grüne Fenchelkraut vorsichtig abschneiden und für die Dekoration beiseitelegen. Fenchel in kleinere Stücke schneiden.

Sellerie und Kartoffel schälen und klein schneiden. Alles in einem größeren Topf mit etwa 1 l Wasser aufgießen (je weniger Wasser, desto cremiger wird die Suppe). Mit Koriander, Majoran und Salz würzen. Ingwer vorsichtig schälen, reiben und zugeben. Aufkochen und etwa 15 Minuten kochen lassen.

Mit etwas Sahne pürieren und abschmecken.

Nach Geschmack Croutons in einer Pfanne mit etwas Butter anrösten und auf die Suppe streuen, mit Petersilie garnieren und genießen.

VARIANTEN

Versuchen Sie einmal geröstete Kichererbsen (Dose, Bio) als Suppeneinlage. Nach dem Abspülen mit Küchenpapier abtrocknen. Etwas Olivenöl, Kräuter der Provence oder andere Gewürze nach Geschmack zufügen, salzen und bei 180 °C ca. 25 Minuten auf Backpapier backen.

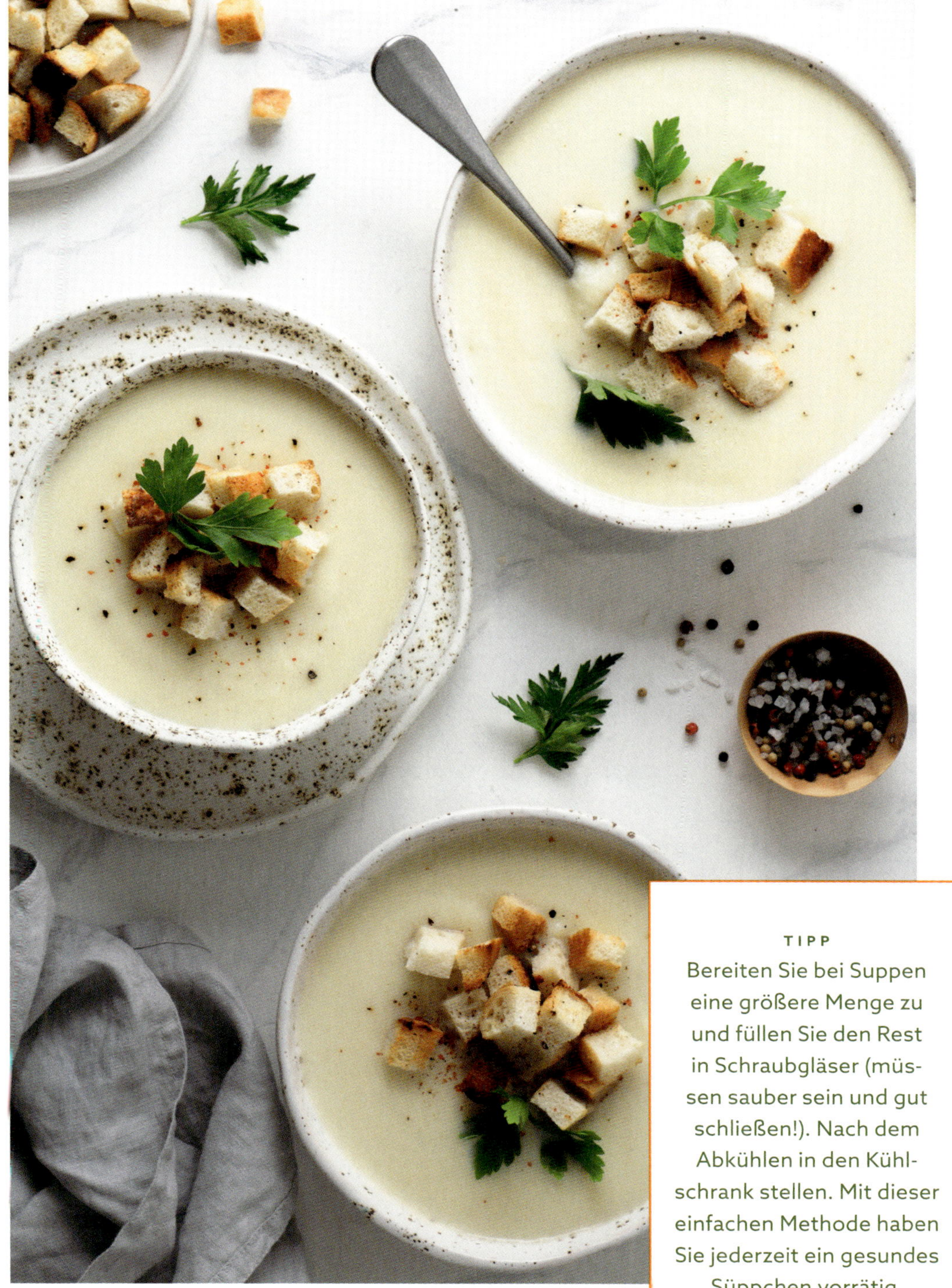

TIPP

Bereiten Sie bei Suppen eine größere Menge zu und füllen Sie den Rest in Schraubgläser (müssen sauber sein und gut schließen!). Nach dem Abkühlen in den Kühlschrank stellen. Mit dieser einfachen Methode haben Sie jederzeit ein gesundes Süppchen vorrätig.

RADIESCHEN-TOFU-EINTOPF

Kühlt Hitze, stärkt das Abwehr-Qi, wirkt entschleimend und bewegt das Qi

TIPP
Tofu wirkt kühlend und entgiftend. Er stärkt das Milz-Qi, hilft bei Magen-Hitze und befeuchtet die Schleimhäute der Lunge.

2 große mehlige Kartoffeln
200 g Sellerieknolle
300 ml Wasser
1 große Prise gemahlene Koriandersamen
1 große Prise gemahlener Kreuzkümmel
1 große Prise getrockneter Thymian
Salz
200 g Tofu natur
7 Radieschen
100 ml Sahne
frische Petersilie nach Geschmack, klein geschnitten

Kartoffeln und Sellerieknolle schälen und in mundgerechte Stücke schneiden. Alles in einem Topf mit etwa 300 ml Wasser aufgießen (falls die Konsistenz zu fest wird, Wasser nachgießen). Mit Koriander und Kreuzkümmel, Thymian und Salz würzen. Aufkochen und etwa 7 Minuten kochen lassen.

Tofu in Würfel schneiden und zugeben, noch einmal aufkochen lassen und weitere 7 Minuten köcheln.

Radieschen waschen und in Scheiben schneiden, das Radieschengrün klein schneiden, beides die letzten 5 Minuten im Eintopf mitkochen.

Mit Sahne verfeinern und einen Teil des Eintopfs kurz pürieren. Anschließend abschmecken und mit Petersilie oder anderen Kräutern anrichten.

VARIANTE
Fügen Sie 150 ml Kokosmilch statt der Sahne zu – und etwas mehr Kreuzkümmel. Mit mehr Wasser wird daraus eine köstliche exotische Suppe.

KAROTTEN-LAUCH-EINTOPF MIT BOHNEN

Wärmt, wirkt entschleimend, baut das Abwehr-Qi auf

½ Lauch
4 große Karotten
400 ml Wasser
1 große Prise gemahlene Koriandersamen
1 große Prise getrockneter Majoran
1 große Prise gemahlener Kreuzkümmel
1 Stück Ingwer (1–2 cm)
Salz
100 ml Sahne
100 g gekochte Kidneybohnen (Dose)

TIPP
Lauch sollte wegen seiner wärmenden Wirkung bei Erkältungen nur dann gegessen werden, wenn Sie innere Kälte verspüren.

Lauch nach Entfernen der Enden und der äußersten Schicht putzen und in grobe Ringe schneiden.

Karotten waschen und in größere Stücke schneiden. Das Gemüse in einem großen Topf mit etwa 400 ml Wasser bedecken. Aufkochen und mit Koriander, Majoran und Kreuzkümmel würzen. Geschälten Ingwer reiben oder in kleine Stücke schneiden und zugeben. Etwa 20 Minuten weich dünsten. Gemüse ausreichend salzen.

Kidneybohnen in einem Sieb abspülen und dem Gemüse zufügen, mit der Sahne verfeinern. Mit einem Stabmixer einige Gemüsestücke und Bohnen pürieren, damit die Soße cremiger wird (entweder gleich im Topf oder in einem separaten Gefäß).

Dazu passen Basmatireis oder Polentaschnitten.

VARIANTE
Frische Kräuter schmecken ausgezeichnet zu diesem Gericht und verleihen ihm eine Qi-bewegende Wirkung.

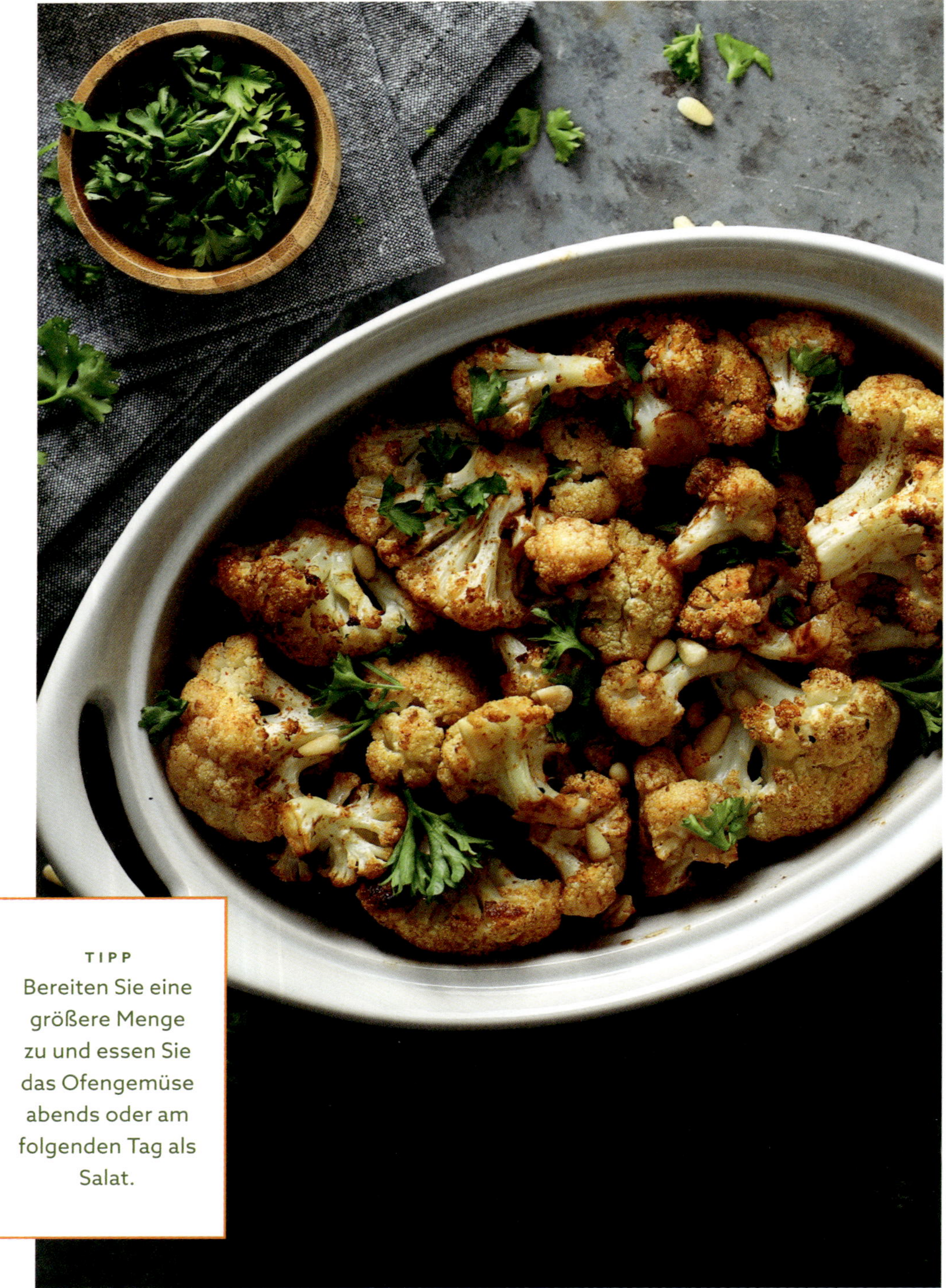

TIPP

Bereiten Sie eine größere Menge zu und essen Sie das Ofengemüse abends oder am folgenden Tag als Salat.

GERÖSTETER BLUMENKOHL MIT PINIENKERNEN UND ROSINEN

Kühlt Hitze, stärkt das Abwehr-Qi

1 großer Blumenkohl
1 TL gemahlene Koriandersamen
1 TL Kräuter der Provence
Salz
4 EL Olivenöl
3 EL Rosinen
4 EL Pinienkerne
Saft von ½ Zitrone

Backrohr auf 180 °C vorheizen.

Die äußeren Blätter des Blumenkohls entfernen, Strunk großzügig abschneiden und entsorgen. Blumenkohl vierteln, Röschen abtrennen und putzen. Diese auf einem Backblech auf Backpapier verteilen, mit Koriandersamen, Kräutern der Provence und Salz bestreuen, mit Olivenöl beträufeln. 35 Minuten backen, bis die Röschen leicht bräunlich und gut durch sind (als Test mit der Gabel hineinstechen).

Die letzten 10 Minuten Rosinen und Pinienkerne mitbacken.

Mit dem Zitronensaft beträufeln und genießen.

Als Beilage eignen sich gekochte Kartoffeln mit Butter und Salz.

VARIANTEN

Mischen Sie den Blumenkohl mit Brokkoli. Im Sommer eignen sich auch Zucchini und Paprika, die ebenfalls kühlend wirken. Für mehr Sättigung essen Sie ein Spiegelei oder Fisch dazu.

HUSTEN

Husten ist keine eigenständige Krankheit, sondern ein natürlicher Reflex des Körpers, um die Atemwege von Fremdkörpern wie Staub, zu hastig verschluckter Nahrung oder Schleim zu reinigen. Er ist die typische Begleiterscheinung einer Erkältung. Sind die Atemwege durch Rauchen oder Allergien gereizt, kommt es ebenfalls häufig zu Husten. Ein solcher Reiz kann übrigens auch vom Magen kommen, sodass Husten auch auf ein Magenproblem wie Reflux oder Sodbrennen hinweisen kann.

Sind die Bronchien, die Luftkanäle in der Lunge, entzündet, spricht man von einer Bronchitis. Diese wird meist von Viren ausgelöst, kann aber auch durch Tabakrauch, Staub oder Allergene entstehen. Die akute Bronchitis entwickelt sich meistens im Verlauf einer Erkältungskrankheit, begleitet von Schnupfen und Halsweh. Sie zeigt sich mit Husten und schmerzender Brust. Der Husten entwickelt sich oft innerhalb weniger Tage von einem trockenen Husten zu einem „feuchten" Husten mit Schleim und Auswurf. Eine chronische Bronchitis betrifft hauptsächlich Raucher. Je nach den aktuellen Symptomen gelten auch bei Bronchitis die unten angeführten Ernährungstipps und Hausmittel nach TCM.

Achtung: Konsultieren Sie bei Atemnot und Fieber sowie bei starken Schmerzen Ihren Hausarzt, um eine Lungenentzündung oder eine andere schwere Erkrankung auszuschließen. Das gilt auch, wenn Blut im Hustensekret ist.

Aus Sicht der TCM zeigt Husten ein „rebellierendes Lungen-Qi". Die natürliche Richtung der Lunge ist abwärts, was wir bei einer tiefen Atmung bis in den Bauch auch deutlich spüren. Wenn Sie husten müssen, steigt das Lungen-Qi auf, es „rebelliert". Der Grund dafür kann sein, dass ein Krankheitserreger über Nase, Mund oder Haut in den Körper eindringt und dort den freien Fluss des Qi stört. Eine andere Ursache ist Schleim, der das Qi in seiner Bewegung blockiert, wie ein Hindernis, das im Weg liegt.

Die TCM kennt fünf verschiedene Arten von Husten, die – je nach den spezifischen Symptomen – zu unterschiedlichen Empfehlungen für Ernährung und Kräutertees führen. Lesen Sie sich die dazugehörigen Merkmale durch, um zu wissen, was zu tun ist, um Ihren Husten zu heilen. Es können auch mehrere Ursachen gleichzeitig auftreten, doch meist steht eine im Vordergrund.

DIESE SIMPLEN MASSNAHMEN HELFEN BEI JEDER ART VON HUSTEN:

- *Rauchen einstellen*
- *auf eine tiefere Atmung achten*
- *häufig an die frische Luft gehen*
- *vorwiegend Gekochtes essen*
- *viel warmes Wasser und Tee trinken*
- *ausreichend schlafen*
- *Stress und Anstrengung reduzieren*
- *Klimaanlagen meiden*
- *Luftbefeuchter aufstellen, falls die Luft sehr trocken ist*

I.
SCHWACHER, KRAFTLOSER HUSTEN – LUNGEN-QI-MANGEL

Auslöser ist häufig eine mangelnde Verdauungskraft, sodass die Milz nicht ausreichend Qi herstellen kann. Als „Kind" der Milz ist die Lunge als nächstes von einem Qi-Mangel betroffen. Auch zu wenig oder nährstoffarmes Essen kann die Ursache sein; weiters Rauchen, schlechte Luft und Erkrankungen.

BEGLEITERSCHEINUNGEN

- *schwacher, kraftloser Husten*
- *kein oder nur sehr wenig Auswurf*
- *oft chronischer Husten, auch ohne Erkältung*
- *Husten bei körperlicher Anstrengung oder tiefem Einatmen*
- *blasses Gesicht*
- *leise Stimme*
- *rasche Erschöpfung und Müdigkeit*
- *Anfälligkeit für Infekte*
- *spontanes Schwitzen („kalter" Schweiß, auch ohne Anstrengung)*
- *Neigung zu Pollen-, Hausstaub-, Tierhaar-Allergie*

DAS HILFT BEI HUSTEN WEGEN LUNGEN-QI-MANGEL

- *Stärken Sie Ihre Verdauung, also das Milz-Qi. Die Milz ist im 5-Elemente-Kreislauf die „Mutter" der Lunge (siehe Kapitel „Die Rolle der Verdauung für Ihr Immunsystem",* *→ Seite 34**).*
- *Essen Sie weniger Rohkost, Joghurt und kalte Speisen, dafür öfter gekochte, warme Speisen.*
- *Verwenden Sie frischen Ingwer zum Würzen oder ab und zu als Tee.*

MIT DIESEN EINFACHEN MITTELN STÄRKEN SIE IHR LUNGEN-QI:

- *Frühlingszwiebel, Reis, Hafer, Karotten, Kürbis, Thymian, Süßholzwurzel (Tee; Achtung bei Bluthochdruck, Ödemen und der Einnahme gewisser Medikamente wie Antidepressiva), Oliven, Honig*
- *Schützen Sie sich mit warmer Kleidung, warmen Mahlzeiten und warmen Getränken vor Zugluft, äußerer Kälte und Wetterwechsel.*
- *Gehen Sie regelmäßig hinaus, auch wenn es kalt ist, und bewegen Sie sich an der frischen Luft. Auch Spazierengehen gilt.*
- *Achten Sie auf ausreichend Schlaf.*

II.
HUSTEN MIT REICHLICH DÜNNFLÜSSIGEM SCHLEIM – FEUCHTE KÄLTE IN DER LUNGE

•

Auslöser ist zu befeuchtende, zu kalte, unbekömmliche Ernährung sowie zu wenig Wärme im Körper (zu wenig Yang). Außerdem zeigt eine Erkältung im Anfangsstadium typischerweise Feuchte Kälte.

BEGLEITERSCHEINUNGEN

- *Druck oder Engegefühl in der Brust*
- *Atemprobleme*
- *viel wässriger oder dünnflüssiger Schleim*
- *Schleim ist weißlich oder farblos*
- *Kältegefühl im Körper*
- *kalte Hände*
- *weicher Stuhl*

DAS HILFT BEI HUSTEN MIT FEUCHTER KÄLTE („KALTEM" SCHLEIM)

Essen Sie öfters Suppen und gekochte Mahlzeiten und seltener Rohkost und Brotmahlzeiten.

- *Meiden Sie besonders verschleimende und stark befeuchtende Nahrungsmittel und Getränke: Kuhmilch, Käse (besonders weichen Käse und Topfen/Quark), Joghurt, Banane, Orange, Südfrüchte, Fruchtsäfte und Smoothies, Zucker und Süßigkeiten, Weißmehl (v. a. Weizen), Speiseeis, Bier und Cocktails, Nudeln mit Käse- oder Sahnesoße, üppige Fleischgerichte*
- *Bevorzugen Sie thermisch neutrale bis wärmende Nahrungsmittel und solche, die Feuchtigkeit ausleiten können: Gewürze wie Kardamom, Ingwer, Mandarinenschale (getrocknet), Oregano, Thymian, Fenchelsamen, Majoran; Gerste, Hirse, Reis, Polenta, Linsen, Bohnen, Lauch, Frühlingszwiebel, Zwiebel, Meerrettich, Fenchel, Rettich, Radieschen, Pilze*

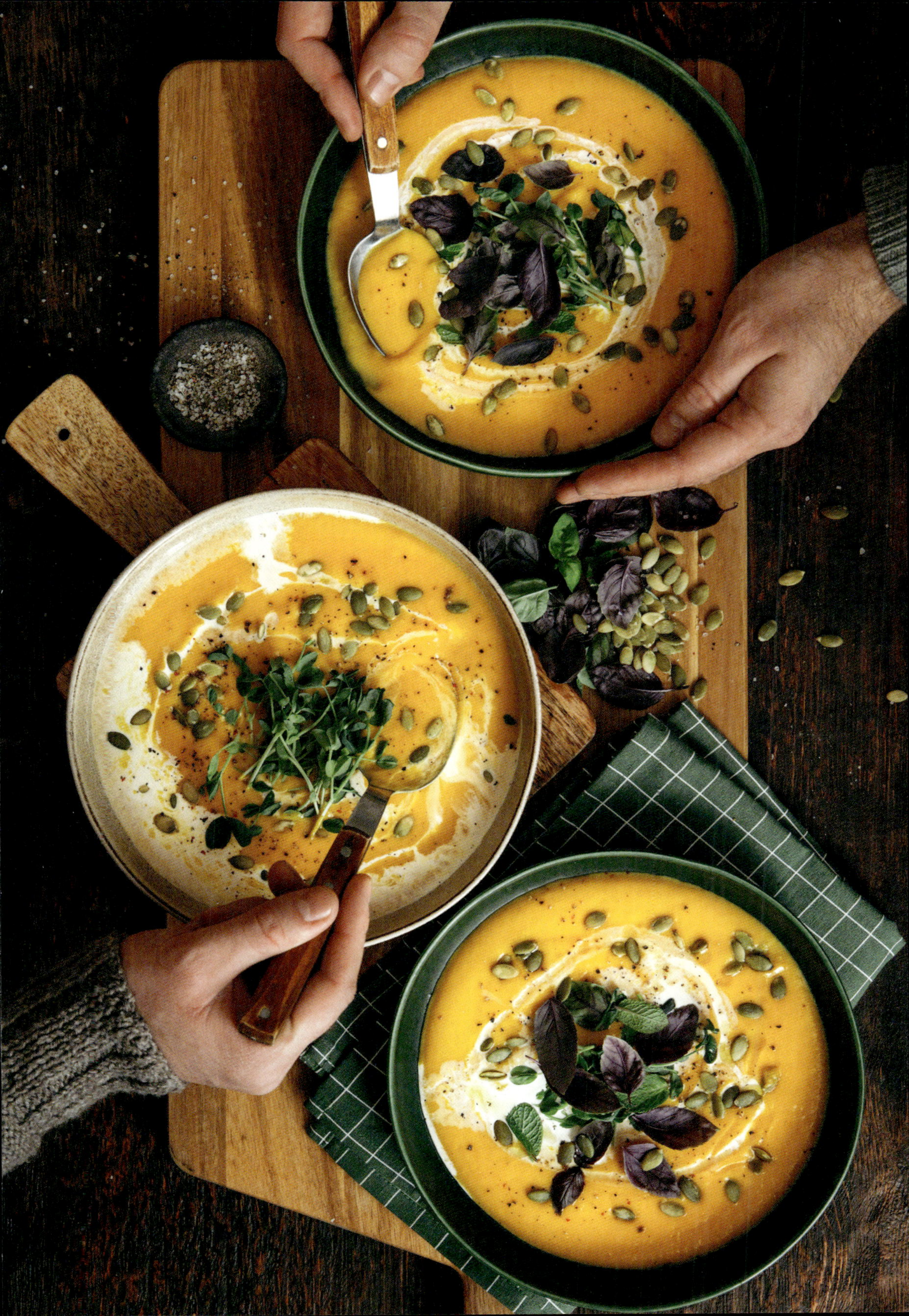

III.
HUSTEN MIT DICKEM SCHLEIM – FEUCHTE HITZE IN DER LUNGE

Hier spielt als Ursache besonders das Rauchen eine Rolle, aber auch zu üppiges Essen, scharfe Gewürze, viel gegrilltes und frittiertes Fleisch, Süßigkeiten und Alkohol. Außerdem sind diese Symptome häufig Begleiterscheinungen von Infektionskrankheiten.

BEGLEITERSCHEINUNGEN

- *Druck oder Engegefühl in der Brust*
- *Atemprobleme*
- *klebriger, dicker Schleim*
- *der Schleim ist gelblich bis grünlich*
- *der Schleim lässt sich schwer abhusten*
- *heißer Oberkörper oder Hände, allgemeines Hitzegefühl*
- *innere Unruhe*
- *Schlafprobleme*
- *viel Durst*
- *eventuell mit Fieber kombiniert*

DAS HILFT BEI HUSTEN MIT FEUCHTER HITZE („HEISSEM" SCHLEIM)

Es gelten die Tipps für die Feuchte Kälte, mit folgenden Anpassungen:

- *Verwenden Sie mehr kühlende Nahrungsmittel wie Rettich, Radieschen, Chinakohl, Zucchini.*
- *Meiden Sie scharfe Gewürze wie Pfeffer, Knoblauch, Chili, aber auch Zimt und Gewürznelken.*
- *Trinken Sie statt Ingwer-, Thymian- oder Fencheltee lieber den abkühlenden Pfefferminztee.*
- *Verwenden Sie die wärmenden, Feuchtigkeit umwandelnden Gewürze wie Kardamom und Ingwer nur in kleinen Mengen.*
- *Verzichten Sie auf Lauch, Frühlingszwiebel, Zwiebel und Meerrettich.*
- *Folgende Teesorten leiten Feuchte Hitze aus der Lunge aus: Eibischwurzel, Holunderblüten, Lindenblüten, Spitzwegerich*

MIT RETTICH UND EIBISCHWURZEL GEGEN SCHLEIM UND HUSTEN

Ca. 250 g klein geschnittenen Rettich mit 2–3 EL Honig oder Zucker in einer Schüssel mischen und einige Stunden stehen lassen, bis sich ein Sirup absetzt. Diesen dann schluckweise über den Tag verteilt einnehmen.

250 g Rettich und ein Stück Ingwer (4 cm) zu einem Saft pressen, schluckweise über den Tag verteilt trinken[6]

EFFEKTE DER EIBISCHWURZEL[7]

- kühlend, stärkend für Lunge, Dickdarm und Magen, gut fürs Yin
- kühlt Magen-Feuer (z. B. Gastritis, Sodbrennen)
- beruhigt den Geist (Shen)
- wirkt Schleim in der Lunge entgegen
- hilft bei Verstopfung mit hartem Stuhl

Eibischwurzeltee nährt das Lungen-Yin und wirkt gleichzeitig entschleimend. Er ist einer der wichtigsten Kräutertees für die Lunge.

Zubereitung

1 TL in kaltem Wasser ansetzen, also in einer Tasse Wasser ziehen lassen.

Nach frühestens zwei Stunden abseihen, erwärmen (z. B. etwas heißes Wasser zugießen) und trinken.

Die Wirkung verstärkt sich, wenn er länger zieht, am besten über Nacht.

Durch das Ziehenlassen bekommt der Tee eine leicht schleimige Konsistenz. Dieser pflanzliche Schleim legt sich wohltuend über die trockenen Atemwege und beruhigt sie. Der Geschmack ist übrigens mild und überhaupt nicht unangenehm.

IV.
TROCKENER HUSTEN UND REIZHUSTEN – LUNGEN-TROCKENHEIT UND LUNGEN-YIN-MANGEL

Trockenheit in der Lunge entsteht z. B. durch die Heizungsluft oder Klimananlagen sowie durch zu trockenes Essen. Wenn Trockenheit chronisch wird, kann ein Lungen-Yin-Mangel entstehen.

BEGLEITERSCHEINUNGEN

- *trockener Husten mit wenig oder keinem Auswurf*
- *trockener Reizhusten*
- *trockene Schleimhäute (Nase, Mund, Kehle)*
- *raue Stimme, Heiserkeit*
- *trockener Stuhl*
- *trockene Haut*

zusätzlich beim Lungen-Yin-Mangel:

- *schwer abzuhustendes Sekret, eventuell mit Blut*
- *Juckreiz im Rachen*
- *rote Wangen in blassem Gesicht*
- *Hitzegefühl, besonders am Nachmittag*
- *Verschlimmerung des Hustens am Abend und in der Nacht*

DAS HILFT BEI TROCKENEM HUSTEN UND LUNGEN-YIN-MANGEL

- *Stellen Sie in der Nacht einen Luftbefeuchter auf oder hängen Sie nasse Tücher auf.*
- *Essen Sie täglich Gemüsesuppen, Eintöpfe und Kompotte. Besonders unterstützend für die Lunge wirkt Birnenkompott (auch als Mus oder Saft).*
- *Trinken Sie Tees aus Lungenkraut, Isländisches Moos, Eibischwurzel, Malve (Käsepappel).*
- *Meiden Sie trocknende Getränke wie Kaffee, Grüntee und Schwarztee.*
- *Meiden Sie scharfe und erhitzende Gewürze wie Knoblauch, Zwiebel, Zimt, Ingwer.*
- *Schonen Sie Ihre Stimme, indem Sie möglichst wenig sprechen (flüstern ist übrigens anstrengend für die Stimmbänder).*

ABSUD AUS KAROTTEN UND CHINESISCHEN DATTELN

120 g Karotten und 10 chinesische Datteln in 750 ml Wasser kochen, bis noch 250 ml übrig sind. Diese Portion auf zwei- bis dreimal täglich trinken. Wirkt hustenstillend, hilft bei chronischer Bronchitis, trockenem Husten und Halsschmerzen.[8]

V.
NERVÖSER HUSTEN BEI STRESS – LEBER-QI-STAGNATION

Wenn Sie bei Aufregung oder Nervosität zu hüsteln beginnen, etwa vor einem öffentlichen Vortrag, wird das in der TCM der Leber zugeordnet.

BEGLEITERSCHEINUNGEN

- *häufiges Räuspern und Seufzen*
- *Kloßgefühl im Hals*
- *unregelmäßige Menstruation und PMS*
- *kalte Hände und Füße, wenn der Rest des Körpers warm ist*
- *abwechselnde Verdauungsbeschwerden (Verstopfung, Durchfall ...)*
- *Stimmungsschwankungen*
- *Wetterfühligkeit*
- *Kopfschmerzen*

Die Leber sorgt für den freien Fluss des Qi. Dieser wird sehr leicht durch Emotionen gestört („eine Laus läuft uns über die Leber"). Durch die Stagnation des Qi kann auch das Lungen-Qi nicht frei fließen, es kommt zu Blockaden im Atem und möglicherweise zu Husten.

DAS HILFT BEI NERVÖSEM HUSTEN DURCH LEBER-QI-STAGNATION

- *Essen Sie leichter und eventuell auch weniger. Alles, was Ihre Verdauung entlastet, fördert auch Ihren Qi-Fluss.*
- *Meiden Sie zu viel Fleisch, vor allem gegrilltes und gebratenes. Ebenso Wurst.*
- *Bringen Sie Ihre Emotionen ins Gleichgewicht und bemühen Sie sich um einen Ausgleich zwischen Arbeit und Erholung.*
- *Trinken Sie beruhigende Kräutertees wie Hopfen, Melisse, Lavendel, Orangenblüten und Rose.*
- *Achten Sie auf einen tiefen, bewussten Atem. Atmen bewegt das Qi und entspannt, bei Stress atmen wir oft nur sehr oberflächlich im Brustraum. Legen Sie Ihre Hand auf den Bauch und fühlen Sie, wie sich Ihre Bauchdecke beim Ein- und Ausatmen bewegt.*

TIPP
Landgurken sind kleiner und dicker als die langen Salatgurken, und sie sind geschmackvoller. Das Rezept gelingt aber auch mit Salatgurken. Die Gurke ist nach TCM sehr kühlend und befeuchtend und damit ideal bei innerer Trockenheit und Hitze. Sie eignet sich besonders für den Sommer.

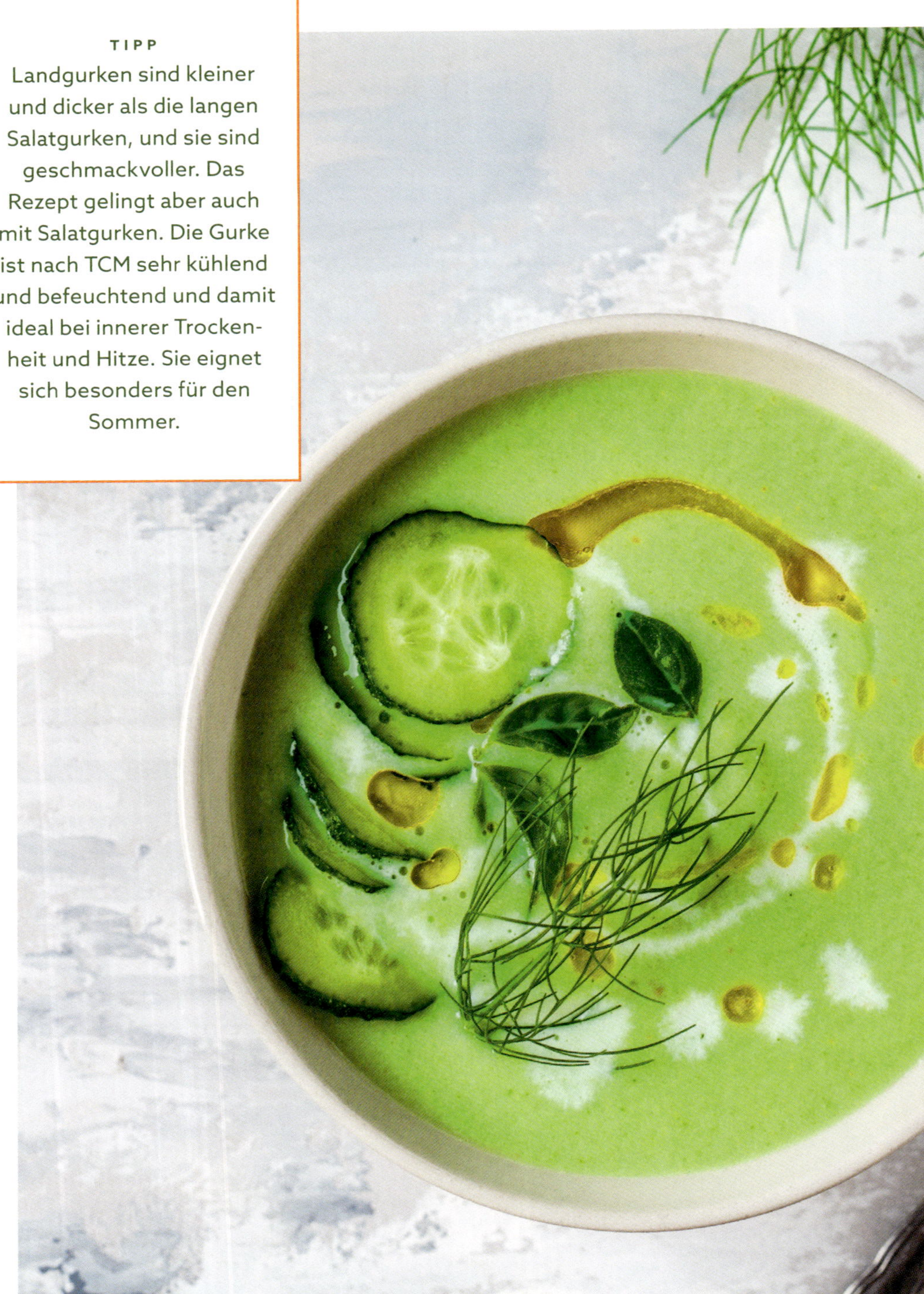

·
Kühlt und befeuchtet die Lunge, baut Säfte auf
·

GURKENSUPPE

2 mehlige Kartoffeln
600 ml Wasser
1 TL gemahlene Bockshornkleesamen
1 große Prise gemahlener Kreuzkümmel
2 Landgurken
Salz
100 ml Sahne
1 Bund Dille

Kartoffeln schälen und in kleinere Würfel schneiden, in 600 ml Wasser mit dem gemahlenen Bockshornklee und dem Kreuzkümmel aufkochen und 8 Minuten köcheln lassen.

Gurken schälen, längs halbieren und mit dem Löffel entkernen, in grobe Stücke schneiden. Den Kartoffeln zugeben und weitere 5 Minuten kochen, gut salzen.

Topf von der heißen Platte nehmen und die Suppe mitsamt der Sahne mit dem Stabmixer pürieren. Mit der gehackten Dille bestreuen und servieren.

VARIANTE

Streuen Sie für mehr Sättigung und Geschmack am Ende einige Feta- oder Räuchertofu-Würfel in die Suppe.

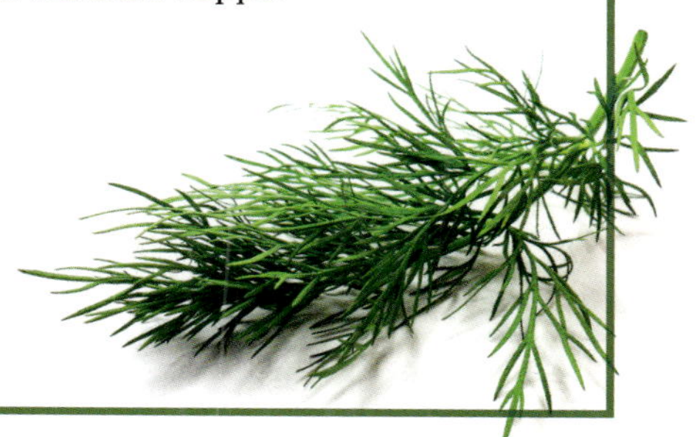

HUSTEN / LUNGEN-QI-MANGEL

KAROTTEN-FRÜHLINGSZWIEBEL-REIS

Stärkt das Milz-Qi und das Abwehr-Qi, bewegt das Qi

200 g Basmatireis
500 ml Wasser
3 große Karotten
1 kleine Dose Mais
1 große Prise gemahlener Kümmel
1 TL Thymian
Salz
2 Stangen Frühlingszwiebeln
2 EL Butter

Reis in kaltem Wasser spülen, dann in 500 ml frischem Wasser aufkochen. Karotten putzen und in kleinere Würfel schneiden. Karotten und Mais dem Reis zugeben, mit Kümmel, Thymian und Salz würzen und etwa 20 Minuten bei geschlossenem Deckel köcheln lassen.

Frühlingszwiebel längs aufschneiden und äußere Haut abziehen, Strunk entfernen. In schmale Ringe schneiden und die letzten 5 Minuten mitkochen. Ein paar grüne Zwiebelringe für die Dekoration aufheben.

Die Butter dem Gemüsereis zugeben und vorsichtig einrühren, abschmecken und genießen.

VARIANTEN

Fügen Sie 1 TL mildes Currypulver, frischen Koriander und etwas Kokosmilch hinzu. Auch ein kleines Stück Ingwer kann den Geschmack verändern.

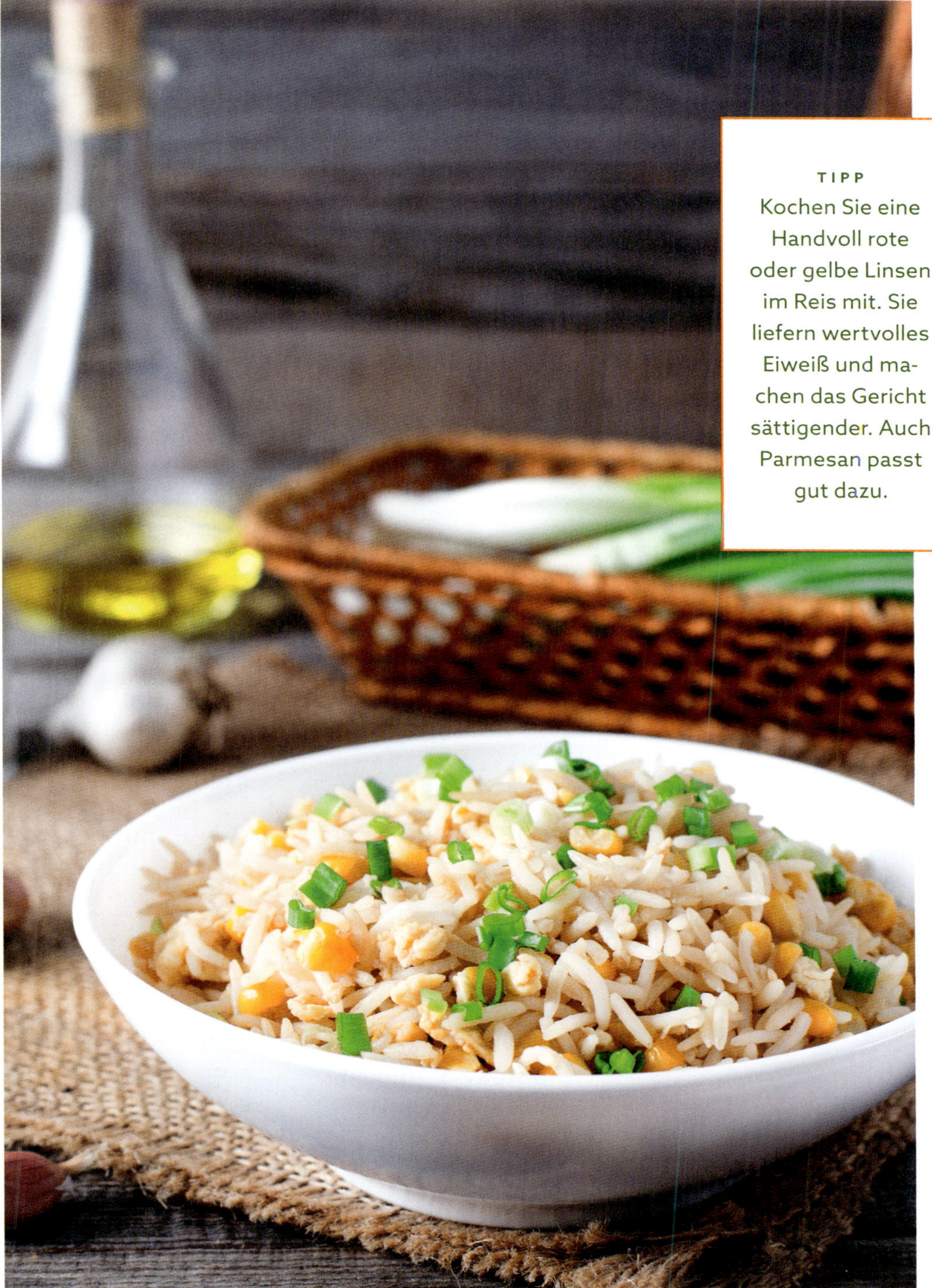

TIPP
Kochen Sie eine Handvoll rote oder gelbe Linsen im Reis mit. Sie liefern wertvolles Eiweiß und machen das Gericht sättigender. Auch Parmesan passt gut dazu.

TIPP
Hokkaidokürbis hält sich im Gemüsefach 2–3 Monate. Da man ihn nicht schälen muss, ist er von allen Kürbissen am einfachsten zuzubereiten. Aus Sicht der TCM wirkt er sanft wärmend, stärkt Qi und Blut, Lunge und Immunsystem sowie die Verdauung. Außerdem leitet er Schleim aus der Lunge aus.

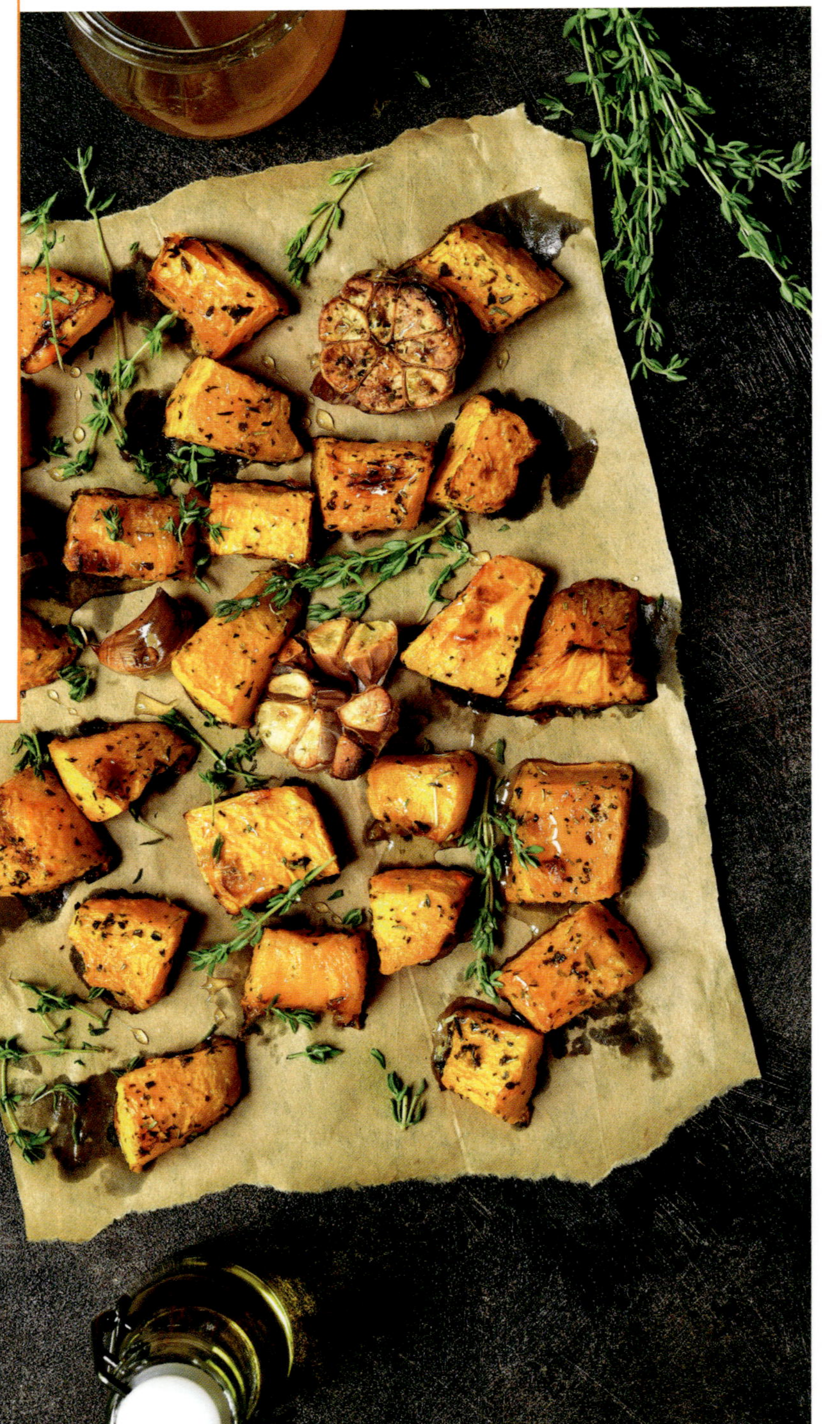

AROMATISCHES OFENGEMÜSE

Stärkt die Lunge, das Milz-Qi und das Abwehr-Qi, leitet Feuchtigkeit aus

1 mittelgroßer Hokkaidokürbis
400 g Rosenkohl
½ weißer Rettich
Dressing: 1 EL Senf, 1 EL Apfelessig, 1 TL Honig, 3 EL Olivenöl
1 TL Kräuter der Provence
1 große Prise gemahlene Koriandersamen
Salz
Sonnenblumenkerne
frische Kräuter nach Geschmack, klein geschnitten

Kürbis putzen, mit dem Messer teilen und Strunk sowie „warzige" Stellen entfernen. Mit einem Löffel Kerne herausheben und entsorgen, den Kürbis in ca. 2 cm breite Spalten schneiden. Den Strunk des Rosenkohls wegschneiden und die äußerste Schicht abziehen, große Köpfe halbieren. Weißen Rettich mit dem Sparschäler schälen und in dickere Scheiben schneiden.

Den Backofen auf 170 °C vorheizen, Blech mit Backpapier belegen.

Dressing aus Senf, Essig, Honig und Olivenöl bereiten und in einer Schüssel mit dem Gemüse gut mischen. Mit den Kräutern der Provence, Koriandersamen und Salz würzen.

35 Minuten backen, bis das Gemüse durch ist.
Die letzten 10 Minuten Sonnenblumenkerne zugeben und mitbacken.

Ofengemüse mit den frischen Kräutern bestreuen und genießen.

VARIANTEN

Mit Kartoffeln, Feta oder Fisch wird das Ofengemüse zur sättigenden Mahlzeit. Biokartoffeln gut gewaschen mit der Schale in Scheiben schneiden, konventionelle Kartoffeln schälen. Feta wird – in Stücke geschnitten – wie die Kartoffeln mitgebacken, geräucherter Fisch (z. B. Forelle) erst nach dem Backen zugegeben.

SCHNELLE APFEL-HAFERFLOCKEN-SCHMANKERL

Baut das Milz-Qi und das Lungen-Qi auf, stärkt das Abwehr-Qi

2 mittelgroße, süße Äpfel
ca. 120 g feinblättrige Haferflocken
100 ml Apfelsaft
4 Trockenaprikosen, klein geschnitten
1 Prise Kardamom

Backofen auf 170 °C vorheizen, ein Backblech mit Backpapier vorbereiten.

Die Äpfel fein reiben und mit Haferflocken, Apfelsaft, den klein geschnittenen Trockenaprikosen und Kardamom in einer Schüssel gut vermischen, ca. 10 Minuten ziehen lassen.

Die Mischung mit einem Löffel in kleinen Häufchen auf dem Backpapier verteilen und 25 Minuten bei 170 °C backen.

In einer verschließbaren Box im Kühlschrank aufbewahren.

VARIANTEN

Streuen Sie Sonnenblumenkerne oder andere Samen und Kerne über die Schmankerl. Am besten erst gegen Ende der Backzeit zugeben, damit nichts anbrennt.

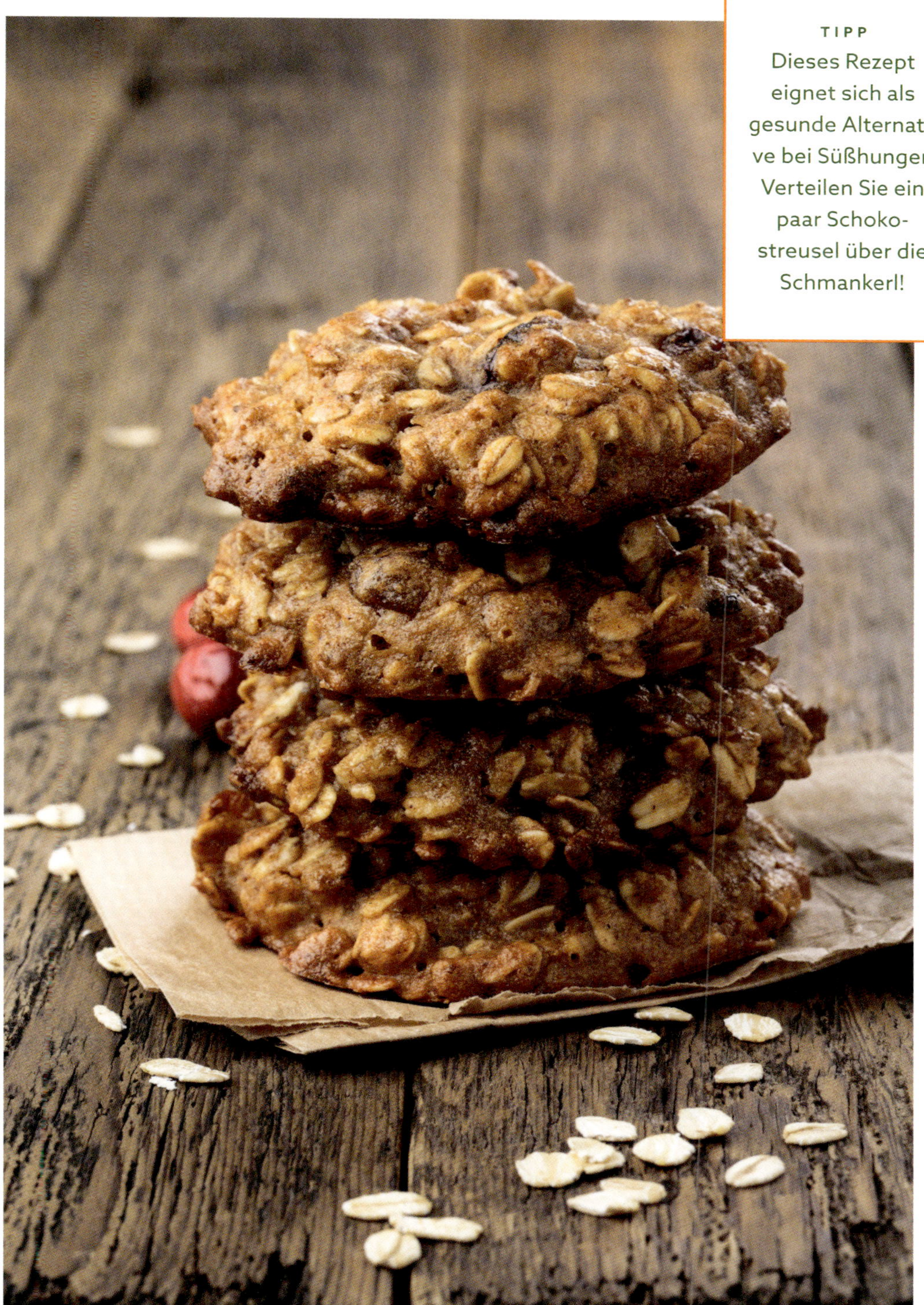

TIPP
Dieses Rezept eignet sich als gesunde Alternative bei Süßhunger. Verteilen Sie ein paar Schokostreusel über die Schmankerl!

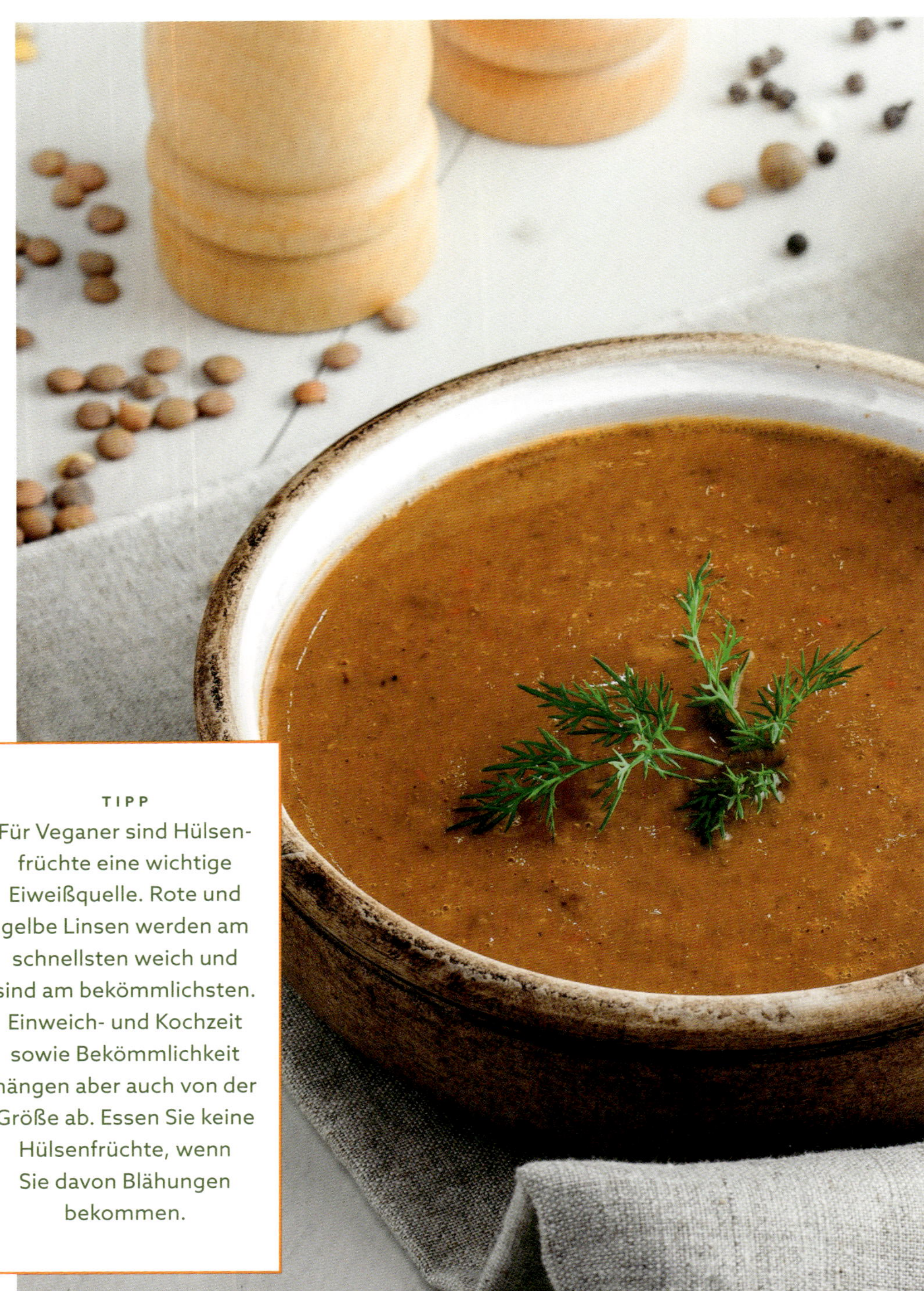

TIPP

Für Veganer sind Hülsenfrüchte eine wichtige Eiweißquelle. Rote und gelbe Linsen werden am schnellsten weich und sind am bekömmlichsten. Einweich- und Kochzeit sowie Bekömmlichkeit hängen aber auch von der Größe ab. Essen Sie keine Hülsenfrüchte, wenn Sie davon Blähungen bekommen.

HUSTEN / FEUCHTE KÄLTE

Nährt das Qi und das Blut, leitet Feuchtigkeit aus

LINSENSUPPE

200 g rote Linsen
600 ml Wasser
1 Stück Ingwer (1–2 cm)
1 große Prise gemahlene Kurkuma
1 große Prise gemahlener Kreuzkümmel
1 große Prise gemahlene Koriandersamen
Salz
50 ml Sahne
Saft von ¼ Zitrone

Rote Linsen in kaltem Wasser abspülen, bis sie nicht mehr schäumen. Mit 600 ml frischem, kaltem Wasser aufkochen (je weniger Wasser, desto dickflüssiger wird die Suppe).

Ingwer schälen und klein schneiden und mit Kurkuma, Kreuzkümmel und Koriander zugeben. 15–20 Minuten sanft köcheln lassen, am Ende der Kochzeit gut salzen.

Sahne zugeben und alles mit dem Stabmixer fein pürieren.

Mit Zitronensaft abschmecken und servieren.

VARIANTEN

Die Beigabe von etwas Kokosmilch sorgt für den Extra-Geschmack. Kresse oder andere frische Kräuter bringen das Qi in Bewegung.

REIS MIT INGWER UND RETTICH

·
Entschleimt, stärkt das Abwehr-Qi und die Lunge
·

200 g Basmatireis
400 ml Wasser
1 TL gemahlene Koriandersamen
1 Stück Ingwer (1 cm)
Salz
1 EL Butter
1 weißer Rettich
2 TL Butterschmalz oder Ghee
1 TL gemahlener Kümmel
4 EL gehackte Pistazien
frische Petersilie nach Geschmack, klein geschnitten

TIPP
Durch seine Senföle ist Rettich sehr scharf. Gebraten oder gekocht ist er weniger scharf sowie bekömmlicher.

Den Reis gut waschen und mit Koriandersamen, dem geschälten Ingwer und Salz ca. 15 Minuten bei geschlossenem Deckel weich kochen. Ingwer entfernen, Butter daruntermischen, abschmecken.

Rettich schälen, der Länge nach halbieren und in dünne Scheiben schneiden. Einen kleinen Teil für die Dekoration aufheben.

In einer großen, beschichteten Pfanne das Butterschmalz schmelzen, die Rettichscheiben mit Kümmel und Salz 10 Minuten bei höherer Temperatur rösten. Immer wieder wenden, bis sie weich und leicht gebräunt sind.

Reis mit Pistazien und gebratenem Rettich anrichten, mit frischer Petersilie und ein paar rohen Rettichscheiben dekorieren und genießen.

VARIANTE
Alternativ kann man den Rettich im Backofen zubereiten. Rösten Sie die Scheiben mit etwas Olivenöl bei 180 °C etwa 15 Minuten. Je dünner die Scheiben sind, desto schneller sind sie sowohl in der Pfanne als auch im Ofen fertig.

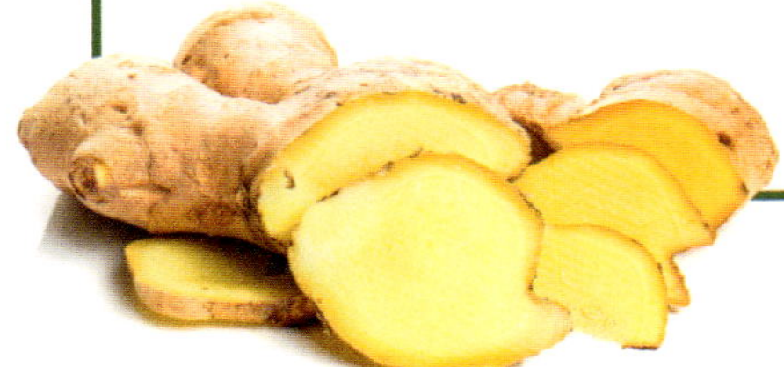

POLENTA-FENCHEL-SCHNITTEN

Leitet Feuchtigkeit aus, bewegt das Qi, stärkt die Verdauung

200 g Polenta
500 ml Wasser
1 TL Salz
1 große Prise gemahlene Koriandersamen
3 EL Parmesan
1 Fenchel
2 EL Olivenöl
1 TL Kräuter der Provence
200 ml passierte Tomaten (Packung)

TIPP
Der wärmende Fenchel stärkt das Milz-Qi und hilft der Verdauung.

Polenta mit dem Schneebesen in kochendes Wasser einrühren, mit Salz und Koriander würzen. Etwa 10 Minuten unter häufigem Rühren köcheln lassen. 1 EL Parmesan zufügen. Von der Herdplatte nehmen und mindestens eine Stunde stehen lassen, bis die Polenta fest ist. Dann auf ein großes Brett oder einen Teller stürzen und in etwa 1 cm dicke Scheiben schneiden.

Fenchel waschen, Strunk wegschneiden, in mundgerechte Stücke schneiden, ca. 8 Minuten in Olivenöl weich dünsten. Mit Salz und Kräutern der Provence würzen.

Backofen auf 180 °C vorheizen.

Die Polentascheiben auf dem Backblech auf Backpapier auslegen, mit einem Teelöffel die passierten Tomaten darauf verstreichen. Mit Fenchel belegen und dem restlichen Parmesan bestreuen. 20–30 Minuten backen, dann genießen.

VARIANTEN
Legen Sie ein paar Würfel Feta auf die Schnitten, bevor Sie diese überbacken. Auch geriebener Pizzakäse passt dazu, wegen der befeuchtenden Wirkung aber nur in kleinerer Menge. Nehmen Sie das frische Fenchelgrün als Deko!

BOHNEN-HUMMUS MIT SÜSSKARTOFFELN

Leitet Feuchtigkeit aus, stärkt das Milz-Qi und den Magen

3 mittelgroße Süßkartoffeln
5 EL Olivenöl
1 TL Kräuter der Provence
1 TL gemahlene Koriandersamen
Salz
200 g gekochte Kidneybohnen (Dose, Bio)
2 EL Tahini (Sesammus; alternativ: mehr Olivenöl)
1 große Prise gemahlener Kreuzkümmel
1 Stück Ingwer (1 cm)
3 EL Petersilie oder Basilikum
Saft von ¼ Zitrone

Den Backofen auf 180 °C vorheizen.

Süßkartoffeln schälen, quer in dünne Scheiben schneiden. Auf dem mit Backpapier ausgelegten Backblech verteilen, 2 EL Olivenöl darüberträufeln. Mit Kräutern der Provence und Koriander würzen, gut salzen. Etwa 40 Minuten backen, bis die Scheiben leicht knusprig sind.

Bohnen abspülen und mit Tahini, 3 EL Olivenöl, Kreuzkümmel, geschältem Ingwer und Petersilie pürieren. Mit Salz und Zitronensaft abschmecken.

Den Hummus in kleine Tassen füllen und auf die Teller stürzen. Mit den Süßkartoffeltalern servieren.

VARIANTEN

Verleihen Sie dem Hummus verschiedene Farben und Geschmacksrichtungen, indem Sie weiße Bohnen, Kichererbsen oder verschiedene Kräuter und Gemüsearten zufügen. Rot wird er durch Zugabe von gekochter Roter Bete, einen exotischen Geschmack bekommt er durch Korianderkraut statt Petersilie.

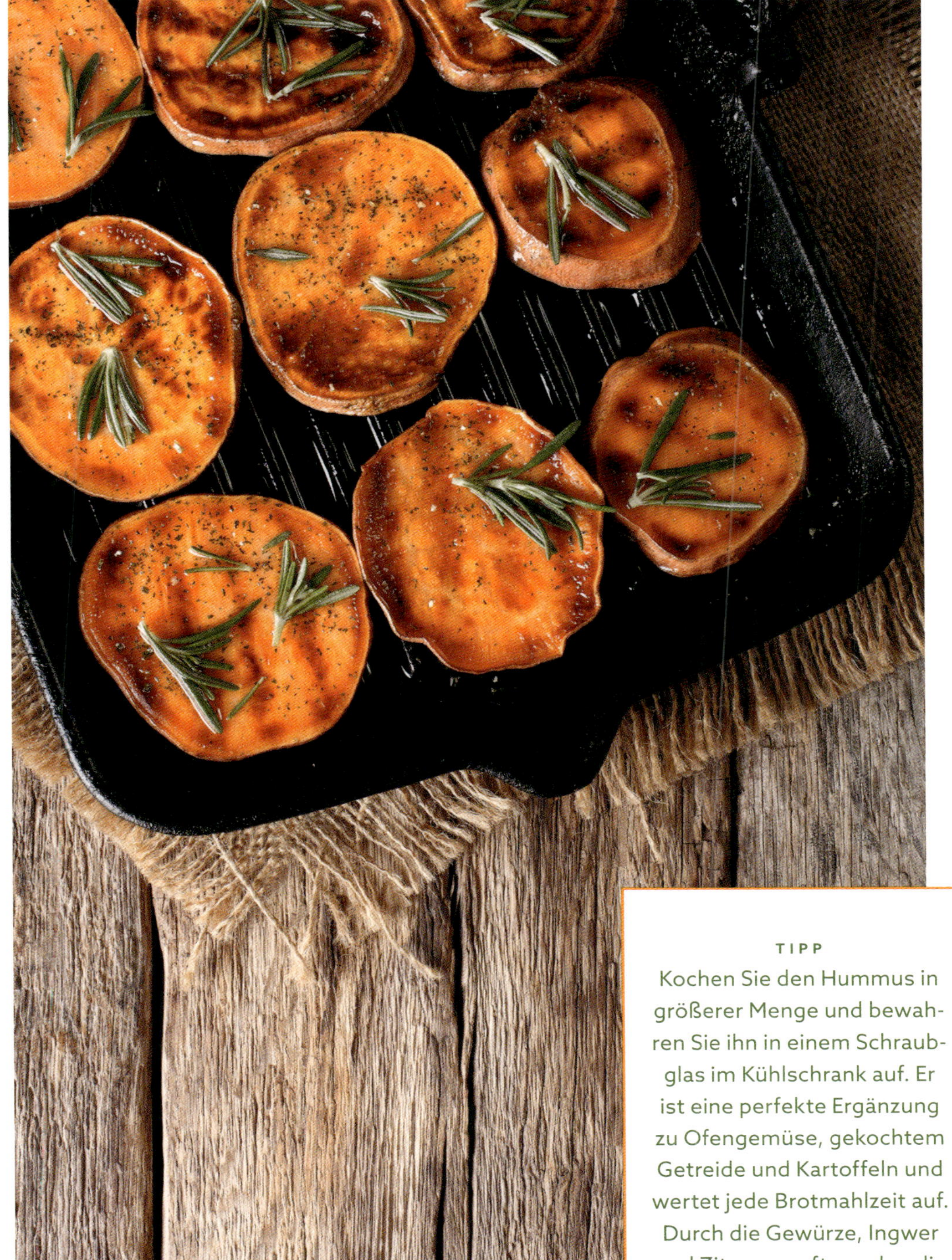

TIPP

Kochen Sie den Hummus in größerer Menge und bewahren Sie ihn in einem Schraubglas im Kühlschrank auf. Er ist eine perfekte Ergänzung zu Ofengemüse, gekochtem Getreide und Kartoffeln und wertet jede Brotmahlzeit auf. Durch die Gewürze, Ingwer und Zitronensaft werden die Bohnen leichter bekömmlich.

TIPP

Kresse unterstützt die Radieschen in ihrer schleimausleitenden Wirkung. Durch ihren scharfen Geschmack bewegt sie das Qi. Im Unterschied zum wärmenden, ebenfalls scharfen Schnittlauch wirkt Kresse allerdings kühlend.

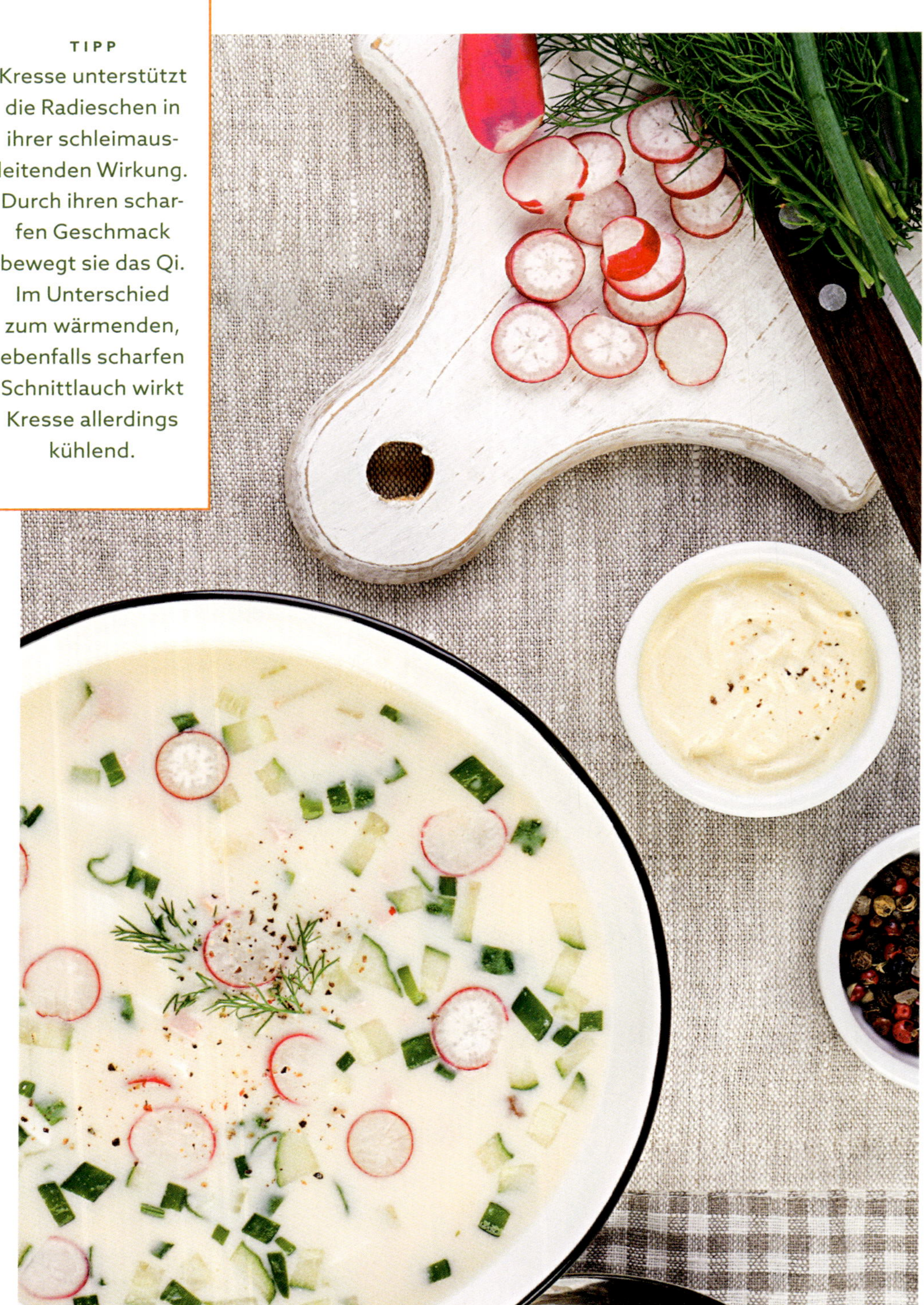

HUSTEN / FEUCHTE HITZE

RADIESCHENSUPPE

Kühlt die Lunge und leitet Schleim aus, bewegt das Qi

2–3 Bund Radieschen (mit dem Grün)
2 mehlige Kartoffeln
200 g Sellerieknolle
800 ml Wasser
1 große Prise gemahlene Koriandersamen
1 große Prise gemahlene Bockshornkleesamen
Salz
2 EL saure Sahne
frische Kräuter nach Geschmack

Die Radieschen putzen und 4 Stück für die Dekoration beiseitelegen, den Rest mit dem Grün klein schneiden bzw. hacken.

Kartoffeln und Sellerieknolle schälen und klein schneiden. Alles in einem größeren Topf mit etwa 800 ml Wasser aufgießen, sodass das Gemüse mit Wasser bedeckt ist (je weniger Wasser, desto cremiger wird die Suppe). Mit Koriander, Bockshornklee und Salz würzen. Aufkochen und etwa 15 Minuten kochen lassen.

Fein pürieren und mit der sauren Sahne verrühren. Die restlichen Radieschen in dünne Scheiben schneiden und die Suppe damit dekorieren. Nach Geschmack mit frischen Kräutern bestreuen.

VARIANTEN

Für einen exotischen Geschmack fügen Sie eine Prise Kreuzkümmel sowie etwas Kokosmilch dazu – oder frischen Koriander.

ZUCCHINI-HIRSOTTO

Stärkt das Milz-Qi, leitet Feuchtigkeit und Schleim aus, wirkt kühlend

300 g Hirse
700 ml Wasser
1 TL gemahlene Koriandersamen
1 große Prise gemahlener Kreuzkümmel
1 TL Kräuter der Provence
2 mittelgroße Zucchini
1 EL Olivenöl
Salz
4 EL Kürbiskerne
Ziegenfrischkäse oder saure Sahne nach Geschmack
1 Handvoll Minzblättchen

Hirse heiß abspülen und in 700 ml Wasser zum Kochen bringen. Koriander, Kreuzkümmel und Kräuter der Provence zufügen und gut salzen. Ca. 10 Minuten bei geschlossenem Deckel köcheln lassen.

Zucchini waschen, Enden entfernen. In mundgerechte Stücke schneiden und dem Hirsotto zugeben. Weitere 10 Minuten köcheln, danach einige Minuten ziehen lassen, mit Olivenöl und Salz abschmecken. Bei Bedarf Wasser zugießen.

Mit den kurz ohne Fett gerösteten Kürbiskernen, etwas Ziegenfrischkäse oder saurer Sahne nach Geschmack anrichten. Mit Minzblättchen garnieren und genießen.

VARIANTEN

Sie können auch andere kühlende Gemüsearten in diesem Hirsotto mitkochen, etwa die lungenstärkenden Sorten Blumenkohl, Brokkoli, Chinakohl, Mangold oder Rettich.

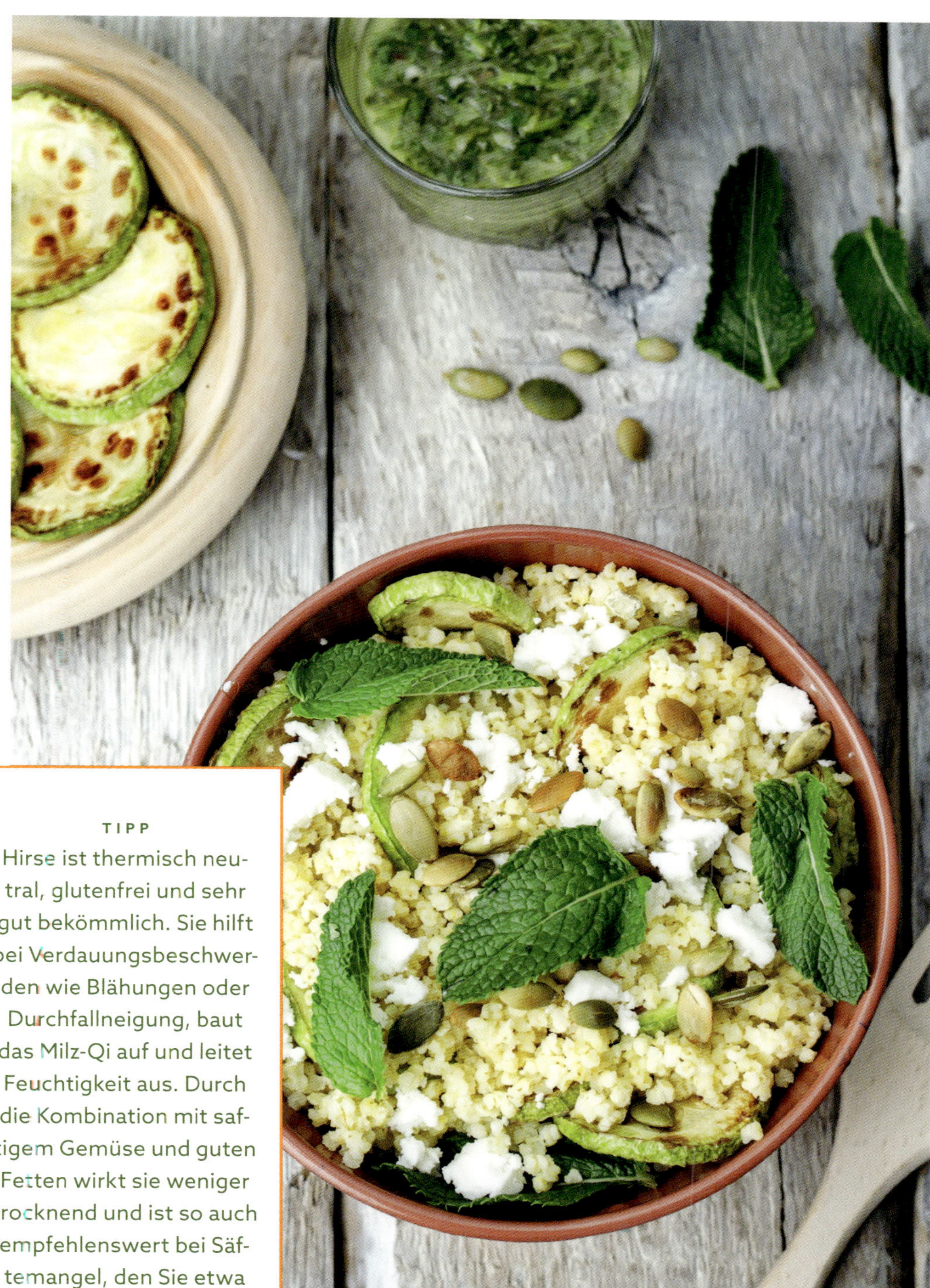

TIPP

Hirse ist thermisch neutral, glutenfrei und sehr gut bekömmlich. Sie hilft bei Verdauungsbeschwerden wie Blähungen oder Durchfallneigung, baut das Milz-Qi auf und leitet Feuchtigkeit aus. Durch die Kombination mit saftigem Gemüse und guten Fetten wirkt sie weniger trocknend und ist so auch empfehlenswert bei Säftemangel, den Sie etwa an trockener Haut oder Verstopfung erkennen.

TIPP

Rettich wirkt stark entschleimend, ist aber bei empfindlicher Verdauung weniger bekömmlich. Durch Kochen oder Dünsten wird er bekömmlicher. Auch als Ofengemüse schmeckt Rettich, durch das Backen verliert er an Schärfe (ca. 30 Minuten bei 180 °C mit Olivenöl backen).

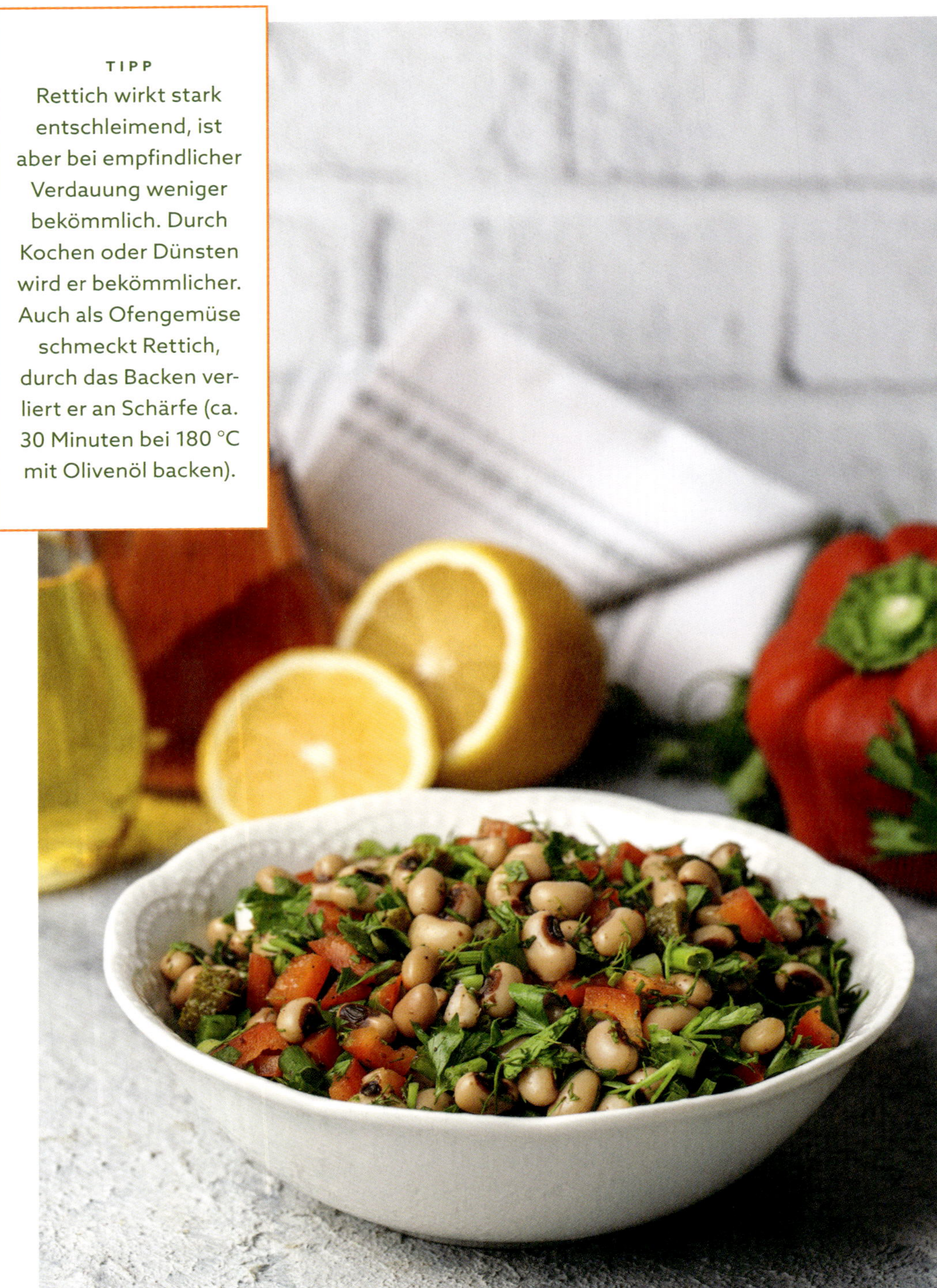

BOHNENSALAT MIT RETTICH

Kühlt und leitet Feuchte Hitze („heißen Schleim“) aus, bewegt das Qi

250 g gekochte weiße Bohnen (Dose)
1 rote Paprikaschote
5 EL Olivenöl
1 große Prise Kräuter der Provence
Salz
1 Bund Petersilie
1 große Prise gemahlener Kreuzkümmel
1 große Prise gemahlene Koriandersamen
Saft von ½ Zitrone
100 g weißer Rettich

Bohnen in einem Sieb gut abspülen.

Paprika in mundgerechte Stücke schneiden und in 1 EL Olivenöl in einer Pfanne ca. 8 Minuten dünsten, mit den Kräutern der Provence würzen, salzen. Mit den Bohnen in einer Schüssel vermischen.

Petersilie waschen, fein hacken und dem Salat zugeben.

Aus Gewürzen, restlichem Olivenöl, Zitronensaft und Salz eine Marinade zubereiten und über den Salat gießen.

Den Rettich schälen und grob reiben.

Salat mit dem Rettich anrichten.

VARIANTEN

Sie können den Salat mit etwas Blattsalat, Gurke oder Paprika aufpeppen. Sättigender wird er, wenn Sie ein hartgekochtes Ei oder geräucherten Fisch zufügen.

HUSTEN / LUNGEN-TROCKENHEIT

SÜSSE POLENTASCHNITTEN MIT BIRNENMUS

Stärkt das Milz-Qi und die Körpersäfte, nährt das Lungen-Yin

300 ml Wasser
200 ml Reis- oder Haferdrink
200 g Polenta
2 EL Kokosflocken
1 große Prise Bourbonvanille
3–4 reife Birnen

Polenta mit einem Schneebesen in die kochende Wasser-Reisdrink-Mischung einrühren, Kokosflocken zugeben und mit der Vanille würzen. Etwa 10 Minuten unter häufigem Rühren köcheln lassen. Von der Herdplatte nehmen und mindestens eine Stunde stehen lassen, bis die Polenta fest ist.

Dann auf ein großes Brett oder einen Teller stürzen und in ca. 1 cm dicke Scheiben schneiden.

Birnen schälen und zu einem Mus reiben oder mit dem Stabmixer pürieren.

VARIANTEN

Kochen Sie Rosinen, klein geschnittene Datteln oder andere Trockenfrüchte in der Polenta mit.

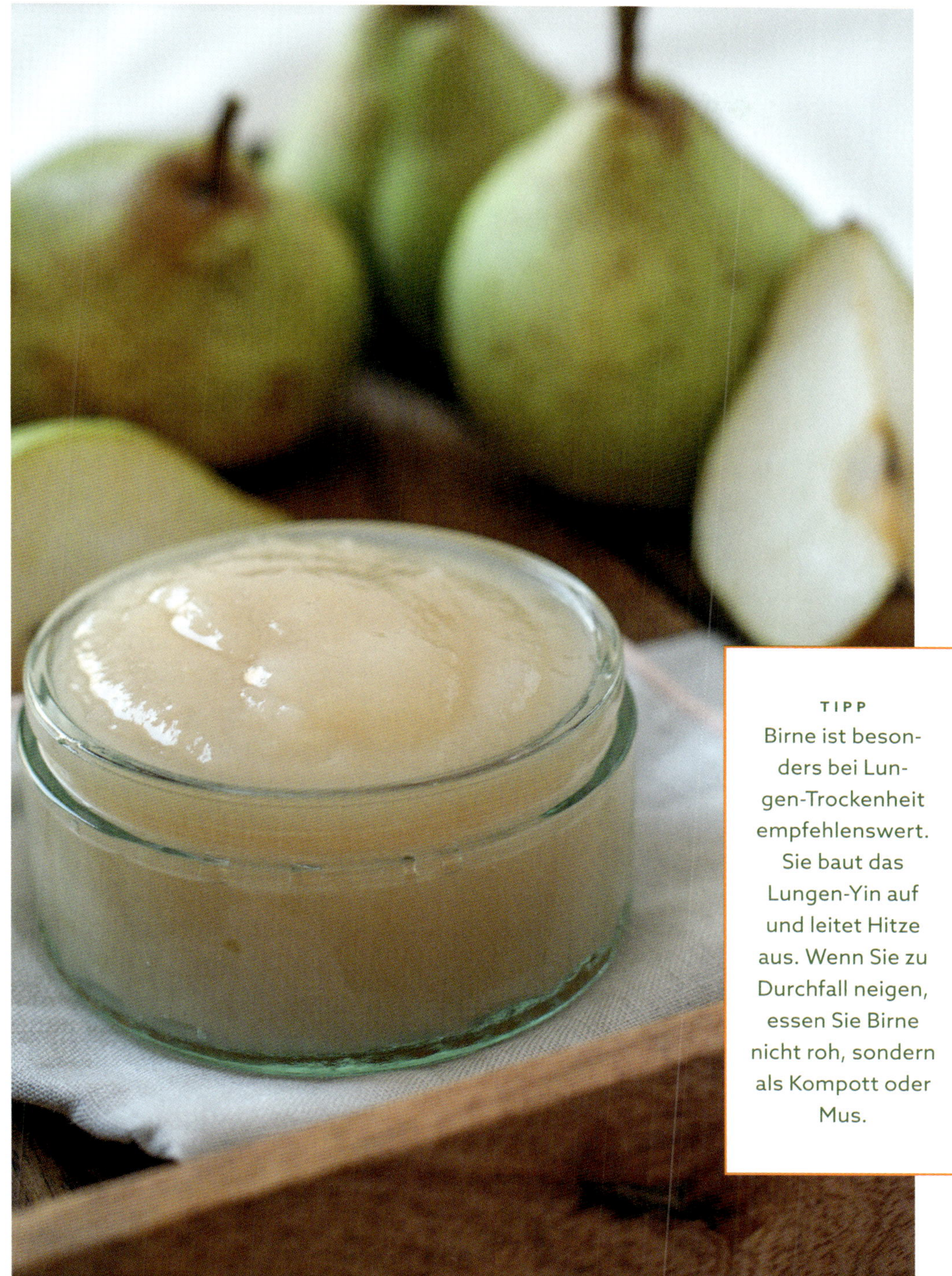

TIPP

Birne ist besonders bei Lungen-Trockenheit empfehlenswert. Sie baut das Lungen-Yin auf und leitet Hitze aus. Wenn Sie zu Durchfall neigen, essen Sie Birne nicht roh, sondern als Kompott oder Mus.

Stärkt das Milz-Qi und das Blut, baut gute Säfte auf, nährt das Lungen-Yin

LINSEN-MANGOLD-DAL

200 g rote oder gelbe Linsen
300 ml Wasser
1 Prise gemahlener Kurkuma
1 große Prise gemahlener Kreuzkümmel
1 große Prise gemahlener Koriander
200 ml Kokosmilch (Dose, Bio)
Salz
250 g Mangold

Die Linsen gut abspülen, in 300 ml frischem kaltem Wasser aufkochen. Kurkuma, Kreuzkümmel und Koriander zugeben.

Nach 10 Minuten die Kokosmilch zufügen, weitere 10 Minuten sanft köcheln lassen, am Schluss salzen.

Mangold putzen und schneiden (auch den Stiel). Mit wenig Wasser bei geschlossenem Deckel ca. 10 Minuten weich köcheln, salzen. Mangold unter die Linsen mischen.

Dazu passen Basmatireis oder Kartoffeln.

VARIANTEN

Statt des Mangolds können Sie Chinakohl, Blumenkohl, Brokkoli, Kürbis oder Karotten verwenden, je nach Jahreszeit und Saison.

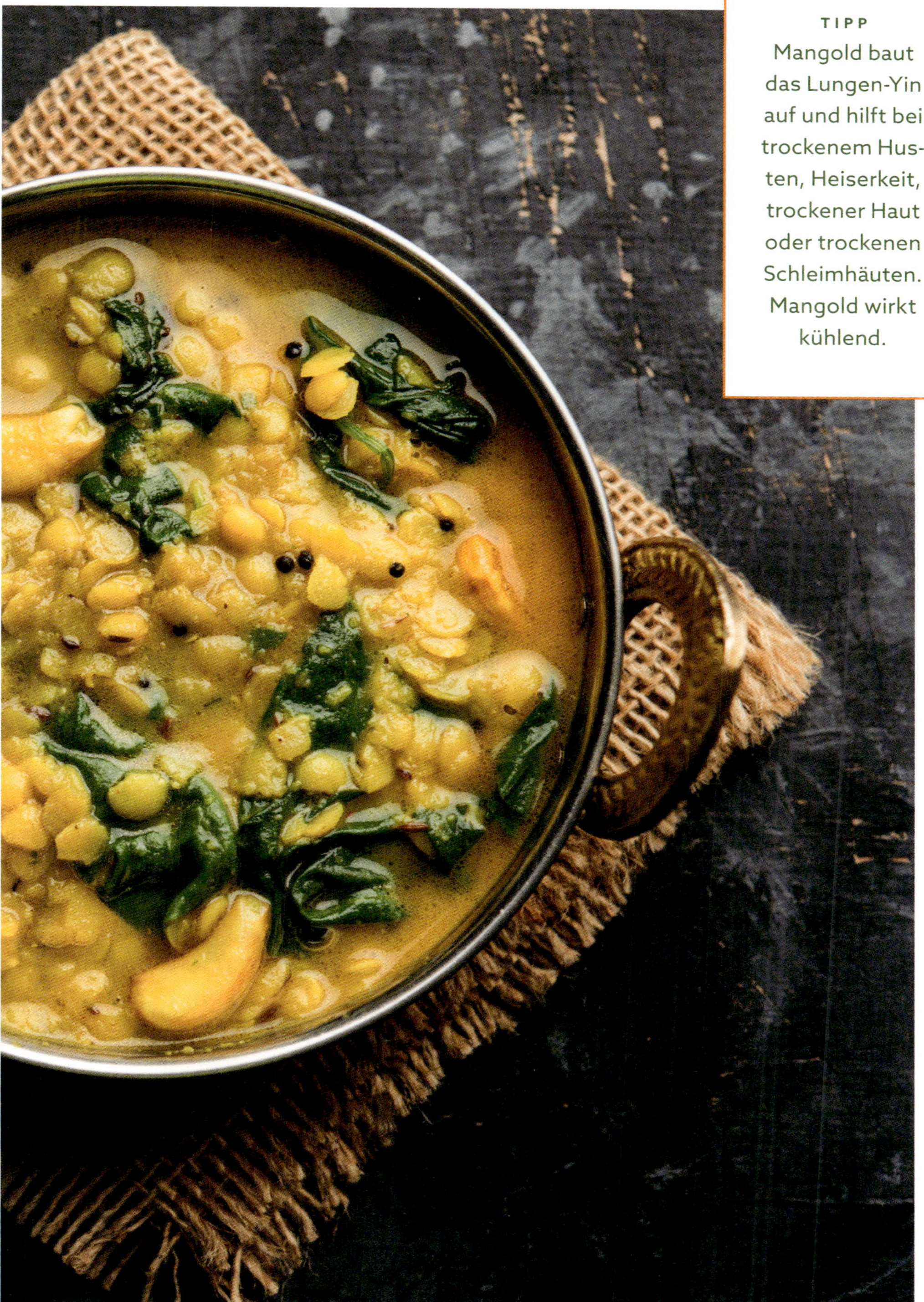

TIPP

Mangold baut das Lungen-Yin auf und hilft bei trockenem Husten, Heiserkeit, trockener Haut oder trockenen Schleimhäuten. Mangold wirkt kühlend.

KOPF- UND GLIEDERSCHMERZEN

Schmerzen im Körper haben nach TCM immer damit zu tun, dass unsere Energie nicht frei fließt. Das Qi kommt ins Stocken und so entstehen Empfindungen von Druck, Verspannung und Schmerzen. Bei einer Erkältung oder Grippe ist es das Wei-Qi, also das Abwehr-Qi, das blockiert ist. Es fließt knapp unter der Hautoberfläche durch den Körper, um uns vor äußeren Einflüssen zu schützen. Dringt ein Krankheitserreger ein (in der TCM nennt man das Wind-Hitze oder Wind-Kälte), gelangt er zuerst in diese oberste Schicht und behindert das Wei-Qi im freien Fluss. Dann wandert er tiefer und bringt unseren Qi-Fluss in Unordnung. Daraus folgen nicht nur Kopfschmerzen, sondern auch Glieder- und Nackenschmerzen. In diesem Kapitel geht es nicht um chronische oder immer wiederkehrende Kopfschmerzen, sondern um akute Kopfschmerzen als Begleiterscheinung einer Erkältung, Grippe oder anderen Infektion.

Der beste Tee bei Kopf- wie bei Gliederschmerzen ist Pfefferminztee. Durch seinen scharfen Geschmack wirkt er bewegend, durch seine kühlende Wirkung hilft er bei Fieber. Auch chinesischer Chrysanthemenblütentee (erhältlich in TCM-Apotheken) wird bei Kopfschmerzen empfohlen. Er wirkt kühlend und senkt die Hitze aus dem Kopf und den Augen ab. Trinken Sie bei Schmerzen etwa 2 Tassen einer dieser Sorten am Tag.

Achtung bei einer frischen Erkältung: Solange Sie frieren, kalte Füße oder Schüttelfrost haben, ist Ingwertee die bessere Wahl (siehe Kapitel „Erkältung", → *Seite 60*). Dieser vertreibt Wind-Kälte über die Haut und das Schwitzen aus dem Körper.

WIND-KÄLTE ODER WIND-HITZE? ZWEI ARTEN VON KOPFSCHMERZEN

- *Wind-Kälte: eher dumpfer Schmerz, im Hinterkopf oder im ganzen Kopf; eventuell steifer Nacken und benommenes Gefühl („als wäre der Kopf bandagiert"), begleitet von Kältegefühl*
- *Wind-Hitze: stärkere, heftige Schmerzen; eher im Stirnbereich oder im ganzen Kopf, begleitet durch Hitzegefühl und/oder höheres Fieber*

SO WIRKEN RADIESCHEN UND RETTICH NACH TCM:

- *kühlend (gekocht: neutral), schleimlösend*
- *Qi-bewegend, Immunsystem-stärkend*
- *diuretisch (harntreibend)*
- *bei Kopfschmerzen, Halsentzündungen, Husten mit dickem, gelbem Schleim, Nasennebenhöhlenentzündungen*

Übrigens: Laut „Chinesischer Diätetik"[9] sollte man Rettich nicht essen, wenn man gerade Ginsengwurzel oder andere stark nährende TCM-Kräuter zu sich nimmt.

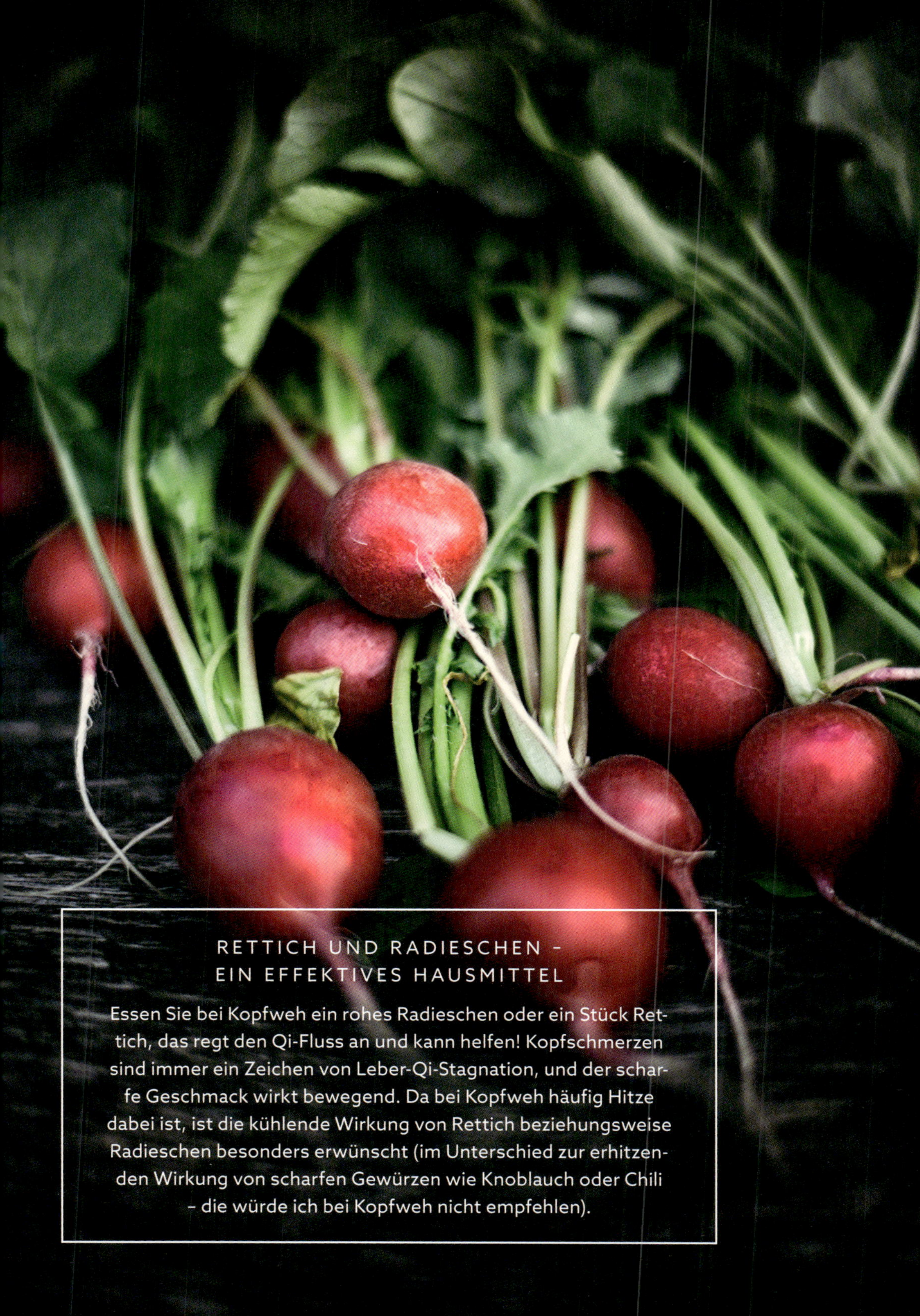

RETTICH UND RADIESCHEN – EIN EFFEKTIVES HAUSMITTEL

Essen Sie bei Kopfweh ein rohes Radieschen oder ein Stück Rettich, das regt den Qi-Fluss an und kann helfen! Kopfschmerzen sind immer ein Zeichen von Leber-Qi-Stagnation, und der scharfe Geschmack wirkt bewegend. Da bei Kopfweh häufig Hitze dabei ist, ist die kühlende Wirkung von Rettich beziehungsweise Radieschen besonders erwünscht (im Unterschied zur erhitzenden Wirkung von scharfen Gewürzen wie Knoblauch oder Chili – die würde ich bei Kopfweh nicht empfehlen).

NASENNEBENHÖHLEN-ENTZÜNDUNG

Der Fachbegriff für eine Nasennebenhöhlenentzündung ist Sinusitis. In der TCM wissen wir, dass bei jeder Entzündung (an der Endung „-itis“ erkennbar) Hitze im Spiel ist. Gleichzeitig ist viel Schleim, also innere Feuchtigkeit, ein Merkmal der Nasennebenhöhlenentzündung.

Die Medizin unterscheidet akute und chronische Sinusitis. Bei der akuten Nasennebenhöhlenentzündung fühlt man sich richtig krank: mit eitrigem, dickem Nasensekret, oft auch mit Fieber. Die chronische Sinusitis dauert länger als drei Monate oder tritt häufiger als viermal jährlich auf. Sie entsteht unter anderem durch eine ungenügende Ausheilung der akuten Form. Es ist wichtig, dass Sie sich die Zeit nehmen, um wirklich gesund zu werden! Sonst können verbleibende Schleimreste in den Nasennebenhöhlen für ein andauerndes Druckgefühl im Gesicht und hinter den Augen sorgen, wobei die Beschwerden weniger stark sind als bei der akuten Erkrankung. Andere Gründe für eine chronische Nasennebenhöhlenentzündung sind eine schiefe Nasenscheidewand (angeboren oder später erworben) sowie Allergien.

Zu Beginn ist die Sinusitis von einem normalen Schnupfen (Rhinitis) nicht zu unterscheiden, mit vermehrter Bildung von Nasensekret, Atemproblemen und Verschleimung. Bei Fortschreiten der Krankheit kommt ein typisches Symptom hinzu: Gesichtsschmerzen, die sich bei Berührung oder bei starken Bewegungen und Bücken verstärken. Auch Kopfschmerzen treten oft auf. Ein weiteres Symptom ist der vorübergehende Verlust des Geruchssinns.

Aus Sicht der TCM sollte man bei einer Sinusitis nicht sofort schleimlösende Mittel und Antibiotika nehmen, sondern zuerst mit Hausmitteln, Ruhe und entsprechender Ernährung versuchen, den Schleim auszuleiten. Greifen wir zu früh ein, kann der Schleim den Krankheitserreger nicht ausleiten, und er verbleibt im Körper. Das führt dazu, dass die Krankheit immer wieder aufflammen kann oder sogar chronisch wird. Wie schon erwähnt, geht es in der Traditionellen Chinesischen Medizin darum, den Körper arbeiten zu lassen und seine Selbstheilungskräfte zu aktivieren. Das heißt natürlich nicht, dass Antibiotika und andere Medikamente nicht ihre Berechtigung haben können (siehe Kapitel „Halsschmerzen“, Antibiotika – ja oder nein?, → *Seite 78*).

Befolgen Sie die Ernährungstipps und Hausmittel im Kapitel „Schnupfen“ → *Seite 126*, die auch bei Sinusitis gelten.

OHRENSCHMERZEN UND MITTELOHRENTZÜNDUNG

Ich weiß noch genau, wie schrecklich die Ohrenschmerzen waren, die ich als Kind regelmäßig hatte. „Mittelohrentzündung“, lautete die wiederkehrende Diagnose. Aua! Deshalb bin ich sehr froh, dass meine Kinder (9 und 12 Jahre alt) bis jetzt von Ohrenweh verschont geblieben sind.

Warum hatten meine Kinder noch nie Mittelohrentzündung – und ich als Kind so oft? Sie können es sich schon denken: Der Grund ist die unterschiedliche Ernährung. Zwar können auch andere Ursachen eine Rolle spielen, aber die Basis ist die Ernährung. Das heißt nicht, dass Kinder selbst bei idealer Ernährung nicht auch Ohrenschmerzen bekommen können, aber die Wahrscheinlichkeit wird um vieles geringer.

Ich bekam schon als Säugling gezuckerten Kuhmilchbrei. Dann ging es weiter mit Kakao zum Frühstück, Grießkoch mit gesüßtem Kakaopulver und Kuchen. Meine Kinder bekommen zuhause überhaupt keine Kuhmilch. Und Zucker gab es erst mit dem ersten Geburtstag – und nur in Maßen. Kuhmilch und Zucker wirken nach TCM stark befeuchtend. Sie führen zu Schleim und Wasseransammlungen im Körper, auch hinter dem Ohr. Außerdem führen sie zu einer Stauung von Nahrung im Darm, was wiederum Hitze erzeugt.

Laut der Traditionellen Chinesischen Medizin gibt es eine direkte Verbindung zwischen dem Magen-Darm-Trakt und dem Innenohr. Wenn sich stagnierende Nahrung dort ansammelt und sich dadurch sowohl Hitze als auch Feuchtigkeit und Schleim bilden, können diese direkt hinauf ins Innenohr steigen und dort zu Problemen führen. Weiters können Ohrenschmerzen Begleiterscheinung einer akuten Erkrankung sein. Bei Schnupfen und Husten verteilt sich das Sekret gerne auch zu den Ohren und führt zu Druckgefühl und Schmerzen. Auch hier steht Feuchtigkeit als Ursache im Vordergrund. Die Ernährungstipps und Hausmittel sind in beiden Fällen dieselben. Schlagen Sie bitte auch im entsprechenden Kapitel zur Grunderkrankung nach, wie „Schnupfen“ → *Seite 126* oder „Husten“ → *Seite 86*.

DIE ÜBELTÄTER BEI OHRINFEKTIONEN:

- *Kuhmilch, Joghurt und Käse*
- *Zucker*
- *zu viel rohes Obst, vor allem Banane, Orange, Mandarine, Melone, sowie rohes Gemüse*
- *Fruchtsäfte, vor allem Orangensaft*
- *Weißmehl und häufige Brotmahlzeiten*
- *Tiefkühlkost*
- *frittierte, fettige Speisen*

Diese Nahrungsmittel gelten nach TCM als schwer bekömmlich und befeuchtend. Vergleichen Sie die Ernährungstipps für das Milz-Qi, also eine gute Verdauungskraft, im Kapitel „Die Rolle der Verdauung für Ihr Immunsystem“, → *Seite 34* Diese sind besonders wichtig, wenn Sie zu Mittelohrentzündungen und Ohrenschmerzen neigen. Die Tendenz, viel Ohrenschmalz zu produzieren, zeigt übrigens auch innere Feuchtigkeit.

ERNÄHRUNGSTIPPS BEI MITTELOHRENTZÜNDUNG

Verzichten Sie vor allem auf befeuchtende Zutaten wie Kuhmilch und Zucker, die Sie bei den Übeltätern auf der vorigen Seite finden.

Bevorzugen Sie gekochte Speisen aus leicht bekömmlichen Zutaten. Günstig sind die trocknend wirkenden Nahrungsmittel Reis, Hirse, Polenta, Gerste, gekochtes Wurzelgemüse wie Karotten, Champignons und Pilze, Brokkoli, Chinakohl, Rosenkohl, Rettich, Radieschen, Linsen, Bohnen und Kichererbsen.

Achten Sie auf Ihre Verdauung und essen Sie nur das, was Sie vertragen, also was Ihnen weder Blähungen noch Völlegefühl, weder Durchfall noch Magenschmerzen verursacht. Alles, was wir nicht gut verdauen können, verstärkt die innere Feuchtigkeit.

Meiden Sie das Überessen. Trinken Sie ausreichend warmes bis heißes Wasser sowie milde Kräutertees wie Kamille, Melisse, Lindenblüten, Holunderblüten.

Bei Mittelohrentzündung werden oft Antibiotika verschrieben. Die TCM sieht diese kritisch, da sie toxische Hitze zwar kühlen, aber auch die Verdauung schwächen und noch mehr Feuchtigkeit und Schleim hinterlassen. So kann es dazu kommen, dass eine Mittelohrentzündung immer wiederkehrt, weil die verursachende Feuchtigkeit noch im Körper ist. Deshalb würde ich Antibiotika nur als Notfallmittel nehmen und keinesfalls regelmäßig. Meine Empfehlung bei wiederkehrenden Mittelohrentzündungen ist neben einer Ernährungsumstellung der Besuch eines TCM-Arztes, um mit TCM-Kräutern und Akupunktur die Feuchtigkeit auszuleiten und das Immunsystem zu stärken.

—

Kuhmilch und Zucker wirken nach TCM stark befeuchtend. Sie führen zu Schleim und Wasseransammlungen im Körper, auch hinter dem Ohr. Außerdem führen sie zur Stauung von Nahrung im Darm, was Hitze erzeugt.

HAUSMITTEL BEI OHRENSCHMERZEN

HALTEN SIE DIE OHREN WARM,
etwa mit einem Stirnband oder einem Tuch. Wärme wirkt durchblutungsfördernd und regt den Fluss des Sekrets an, sodass die Schmerzen gelindert werden.

BESTRAHLUNG MIT DER ROTLICHTLAMPE,
5–10 Minuten mit ausreichend Abstand, um Verbrennungen zu vermeiden. Achtung: Rotlicht ist nicht für jede Ohrenerkrankung geeignet, fragen Sie im Zweifel Ihren Arzt.

ALS ALTERNATIVE WÄRMEQUELLEN
können Sie Kirschkernkissen oder eine Wärmflasche an das betroffene Ohr halten.

ZWIEBELWICKEL:
Füllen Sie angewärmte Zwiebelstücke in eine Socke und befestigen Sie diese am Ohr etwa mit einem Stirnband. Einwirkzeit: So lange, wie es angenehm ist. Zwiebel wirkt entschleimend und schmerzstillend.

EIN NASENSPRAY
mit natürlicher Salzlösung hilft, den Druck auf das Ohr zu entlasten. Die Nasenschleimhäute schwellen durch den Spray ab. So kann sich die Eustachische Röhre, die Nase und Ohr verbindet, öffnen, und das Ohrensekret leichter abfließen. Informieren Sie sich über die Inhaltsstoffe des Sprays, es sollten nur Salz und Wasser enthalten sein. Andere Zusatzstoffe können den natürlichen Heilungsprozess des Körpers stören.

INHALIEREN SIE
mit leicht gesalzenem Wasser, das wirkt schleimlösend und mildert Schmerzen. Halten Sie immer wieder auch die Ohren über den Dampf. Sie können auch den Dampf eines leichten Kamillenaufgusses mit dem Teebeutel inhalieren.

OHRENSCHMERZEN

GERSTENSUPPE

Stärkt das Qi und die Verdauung, leitet Feuchtigkeit aus

100 g Gerstengraupen
1 l Wasser
½ Bund Petersilie
3 TL Liebstöckel (frisch oder getrocknet)
2 TL Thymian
½ Sellerieknolle
2 große Karotten
2 Stangen Staudensellerie
1 TL gemahlener Kümmel
Salz

Gerstengraupen spülen und ca. 30 Minuten in 1 l Wasser vorkochen, Petersilie, Liebstöckel und Thymian zufügen.

Sellerieknolle schälen und klein schneiden. Restliches Gemüse und den Großteil der Petersilie putzen, eventuell schälen und klein schneiden. Rest der Petersilie zum Dekorieren aufheben. Gemüse der Gerste zugeben und weitere 20 Minuten kochen, gut salzen.

VARIANTEN

Für eine herzhafte Variante kochen Sie die letzten 10 Minuten geräucherte Tofuwürfel oder Speckwürfel mit. Als glutenfreier Ersatz für die Gerste eignet sich Reis oder Hirse. Beide stärken auch die Verdauung und leiten Feuchtigkeit aus.

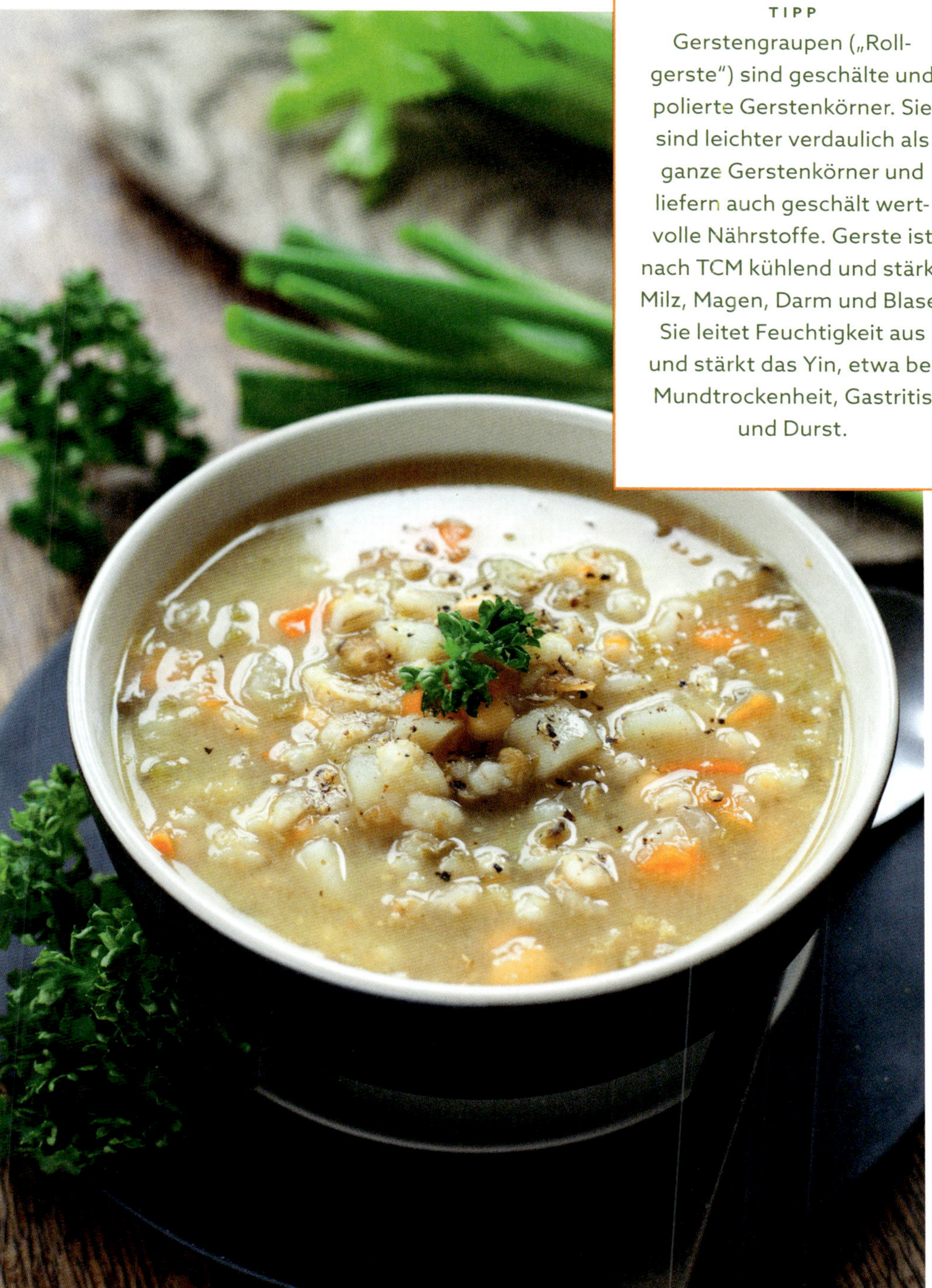

TIPP

Gerstengraupen („Rollgerste") sind geschälte und polierte Gerstenkörner. Sie sind leichter verdaulich als ganze Gerstenkörner und liefern auch geschält wertvolle Nährstoffe. Gerste ist nach TCM kühlend und stärkt Milz, Magen, Darm und Blase. Sie leitet Feuchtigkeit aus und stärkt das Yin, etwa bei Mundtrockenheit, Gastritis und Durst.

SCHNUPFEN

Ein Schnupfen („Rhinitis") ist das Hauptsymptom der Erkältung, welche die häufigste Infektionskrankheit in unseren Breitengraden ist. Tritt der Schnupfen jahreszeitenabhängig, vor allem im Frühling (Pollensaison), auf oder wird er chronisch, denken Sie auch an eine mögliche Allergie als Ursache.

Bei einer rinnenden oder verstopften Nase unterscheidet die TCM zuerst, ob Kälte oder Hitze vorhanden ist.

SCHNUPFEN MIT KÄLTE

- *Das Sekret ist klar, flüssig oder dünnflüssig, und reichlich vorhanden. Die Nase rinnt so richtig.*

SCHNUPFEN MIT HITZE

- *Das Sekret ist schon dicker und klebrig, die Farbe kann zwischen gelblich und grünlich wechseln. Die Nase wird immer verstopfter. Diese Merkmale treffen auch auf die Nasennebenhöhlenentzündung zu.*

Eines ist sicher: Feuchtigkeit spielt immer eine Rolle, sobald Sie das Vorhandensein von Schleim bemerken. Je mehr Schleim, desto mehr Feuchtigkeit. Deshalb gilt für jeden Schnupfen, egal ob Hitze oder Kälte: Meiden Sie befeuchtende Zutaten in der Ernährung, solange die Nase rinnt oder Sie verschleimt sind!

VERMEIDEN SIE BEI SCHNUPFEN DIESE BEFEUCHTENDEN ZUTATEN:

Fruchtsaft, Joghurt, Smoothies, kalte Getränke, Bier, Weißmehl, Zucker, Süßigkeiten, Kuhmilch, weicher Käse, fettige und frittierte Nahrungsmittel, zu viel Rohkost (vor allem Tomate, Gurke, Orange, Banane, Wassermelone)

DIESE NAHRUNGSMITTEL UND GETRÄNKE LEITEN FEUCHTIGKEIT AUS:

gekochtes Getreide (außer Weizen), gekochtes Wurzelgemüse, Linsen, Bohnen, Kichererbsen, Pilze, Apfel (roh und gekocht), getrocknete Kräuter und Gewürze wie Thymian, Oregano, Kardamom, Kümmel, Koriander, heißes Wasser, Kräutertees (abhängig von Hitze beziehungsweise Kälte)

ERNÄHRUNGSTIPPS UND TEES BEI KÄLTE

Bevorzugen Sie wärmende, Feuchtigkeit ausleitende Zutaten wie Lauch, Frühlingszwiebel, Zwiebel, Meerrettich, Fenchel, Ingwer.

Trinken Sie Kräutertees aus Fenchel, Fenchel-Kümmel-Anis, Kardamom (eine Kapsel anstoßen und mit heißem Wasser übergießen oder kurz aufkochen), Thymian, Ingwer, gerne mit Honig gesüßt (wirkt harmonisierend und stärkt die Lunge).

Bei einer typischen Erkältung, die wir nicht rechtzeitig mit den passenden Hausmitteln behandeln, wechselt der Schnupfen von Feuchter Kälte zu Feuchter Hitze, erkennbar an einer Verschlimmerung der Symptome: Fieber, Nasennebenhöhlenentzündung (Gesichtsschmerzen!), schmerzhafter Husten, Atemnot und Halsschmerzen.

ERNÄHRUNGSTIPPS, TEES UND HAUSMITTEL BEI HITZE

Bevorzugen Sie kühlende, Feuchtigkeit ausleitende Zutaten wie Rettich, Radieschen, Kohlrabi, Pilze, Chinakohl, Zucchini, Brokkoli, Blumenkohl, Apfel.

Trinken Sie Kräutertees aus Pfefferminze, Eibischwurzel, Holunderblüten, Lindenblüten, Spitzwegerich, gerne mit Honig gesüßt (wirkt harmonisierend und stärkt die Lunge).

Inhalieren Sie mit leicht gesalzenem Wasser, sooft es Ihnen angenehm ist. Das löst den Schleim. Auch Wärme durch eine Rotlichtlampe kann helfen.

BEWÄHRTES HAUSMITTEL, NICHT NUR BEI SCHNUPFEN: DIE ZWIEBEL

Zwiebel leitet nach TCM Wind-Kälte aus, löst Schleim auf und leitet ihn aus dem Körper, wirkt entgiftend. Zwiebel ist wärmend.

ZWIEBELSCHÄLCHEN

Der Geruch der rohen Zwiebel wirkt schleimlösend und zieht den Krankheitserreger aus dem Körper. Eine halbe Zwiebel schälen und in größere Stücke schneiden. Stellen Sie diese in einem Schüsselchen neben Ihr Bett. So können Sie beim Schlafen leichter atmen, die Nase wird frei, die Gesundung beschleunigt.

ZWIEBELWICKEL

Bei Ohrenschmerzen wirkt ein Zwiebelwickel schmerzstillend. Füllen Sie dazu angewärmte Zwiebelstücke in eine Socke und befestigen Sie diese am Ohr, zum Beispiel mit einem Stirnband. Auch auf der Brust kann der Zwiebelwickel helfen, etwa bei einer Bronchitis.

ZWIEBELTEE

Es klingt seltsam, aber man kann aus Zwiebel auch Tee machen! Er wirkt schleimlösend und entzündungshemmend. Zwiebeltee ist außerdem wärmend und eignet sich für einen Kälte-Schnupfen, verbunden mit Frösteln und reichlich klarem oder weißem Sekret. Auch bei Husten mit Kälte, also mit klarem oder weißem Schleim, ist er heilsam.

Eine kleine Zwiebel schälen und in Scheiben schneiden. In ca. 400 ml Wasser aufkochen, 5 Minuten köcheln lassen. Nach Geschmack mit Honig süßen und in kleinen Schlucken trinken.

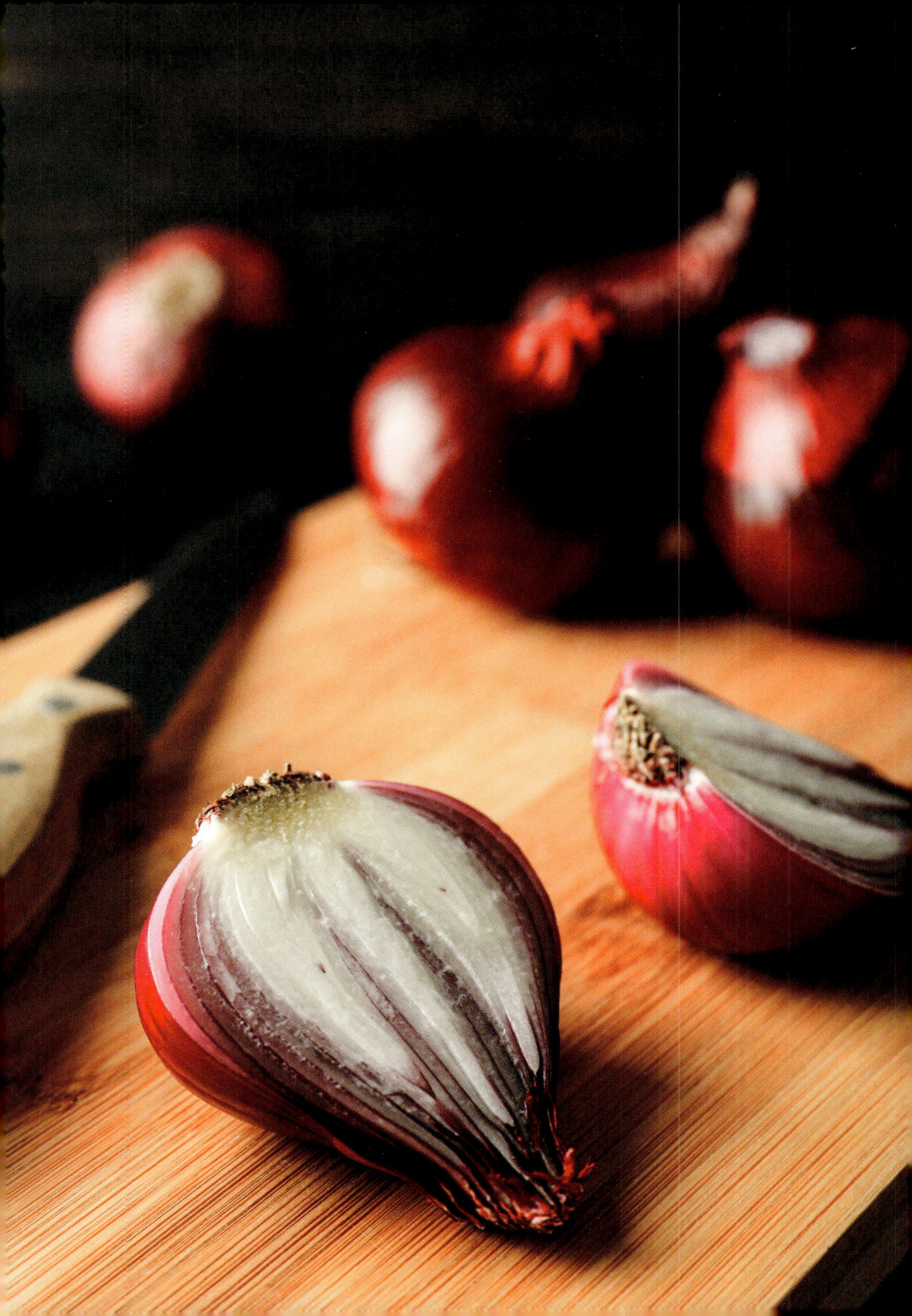

SCHNUPFEN

POLENTASCHNITTEN MIT CHAMPIGNONSOSSE

Stärkt das Milz-Qi und den Magen, leitet Feuchtigkeit aus

500 ml Wasser
200 g Polenta
1 TL Salz
1 große Prise gemahlene Koriandersamen
1 EL Parmesan
1 EL Butter
300 g Champignons
2 EL Olivenöl
1 TL Kräuter der Provence
1 Prise gemahlener Kümmel
1 EL saure Sahne

Polenta mit einem Schneebesen in kochendes Wasser einrühren, mit Salz und Koriander würzen. Etwa 10 Minuten unter häufigem Rühren köcheln lassen. Parmesan und Butter zufügen, von der Herdplatte nehmen und mindestens eine Stunde stehen lassen. Wenn die Polenta fest ist, auf ein großes Brett oder einen Teller stürzen und in etwa 1 cm dicke Scheiben schneiden.

Champignons putzen und in dünne Scheiben schneiden, ca. 8 Minuten in Olivenöl dünsten. Mit Salz, Kräutern der Provence und Kümmel würzen. Saure Sahne unterrühren, Herdplatte abschalten und einige Minuten ziehen lassen.

Polentascheiben mit der Champignonsoße anrichten und genießen.

VARIANTEN

Mischen Sie für einen anderen Geschmack verschiedene frische Kräuter am Ende der Kochzeit zur Polenta, etwa Petersilie, Dille, Schnittlauch oder Koriander.

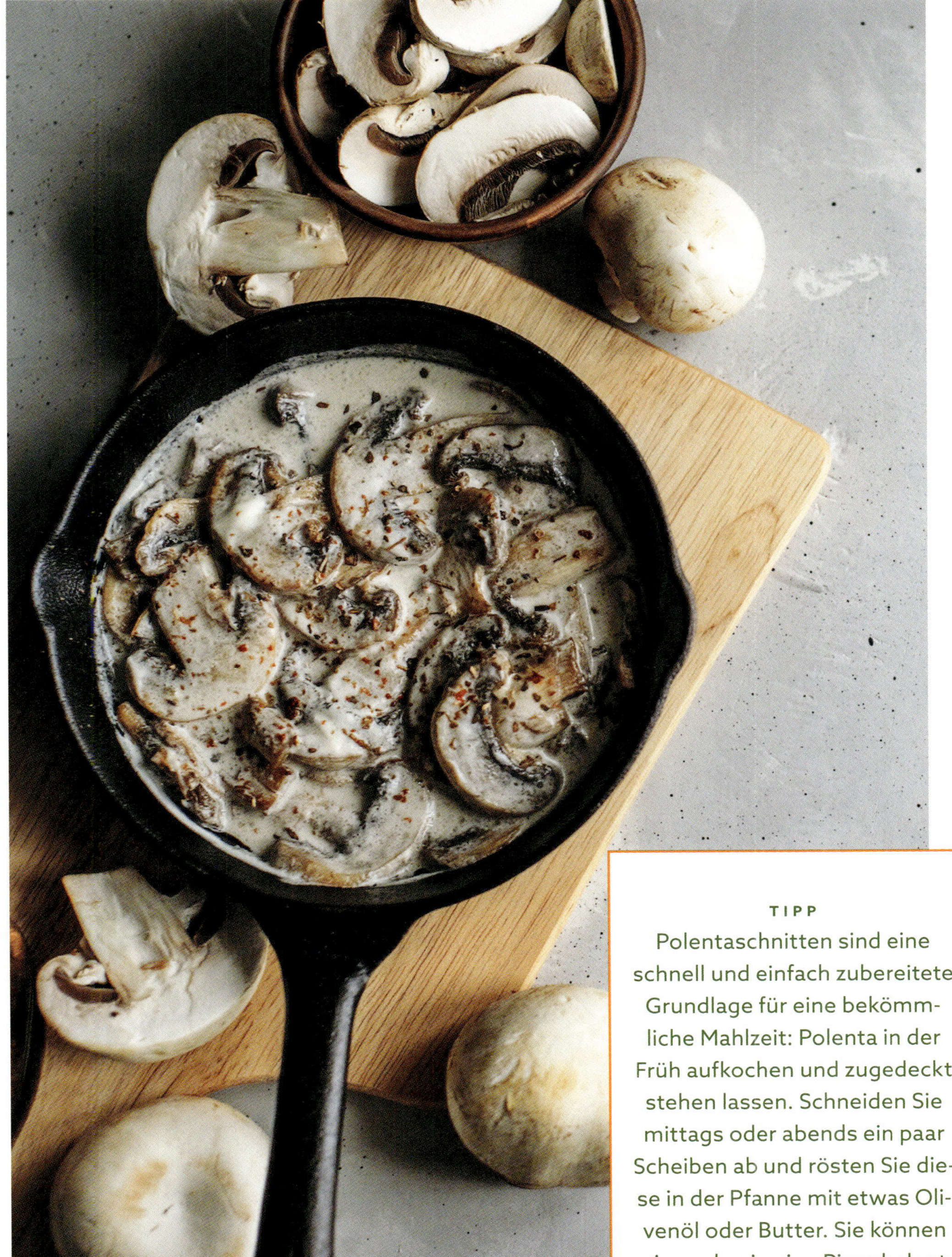

TIPP

Polentaschnitten sind eine schnell und einfach zubereitete Grundlage für eine bekömmliche Mahlzeit: Polenta in der Früh aufkochen und zugedeckt stehen lassen. Schneiden Sie mittags oder abends ein paar Scheiben ab und rösten Sie diese in der Pfanne mit etwas Olivenöl oder Butter. Sie können sie auch wie eine Pizza belegt ins Backrohr schieben.

TIPP
Brokkoli stärkt nicht nur die Lunge, sondern auch die Leber. Er tonisiert das Blut, leitet Feuchtigkeit aus und wirkt Entzündungen (in der TCM ein Zeichen für Hitze) entgegen. Brokkoli wird unter anderem zur Krebs-Prophylaxe empfohlen. Essen Sie ihn ruhig öfter!

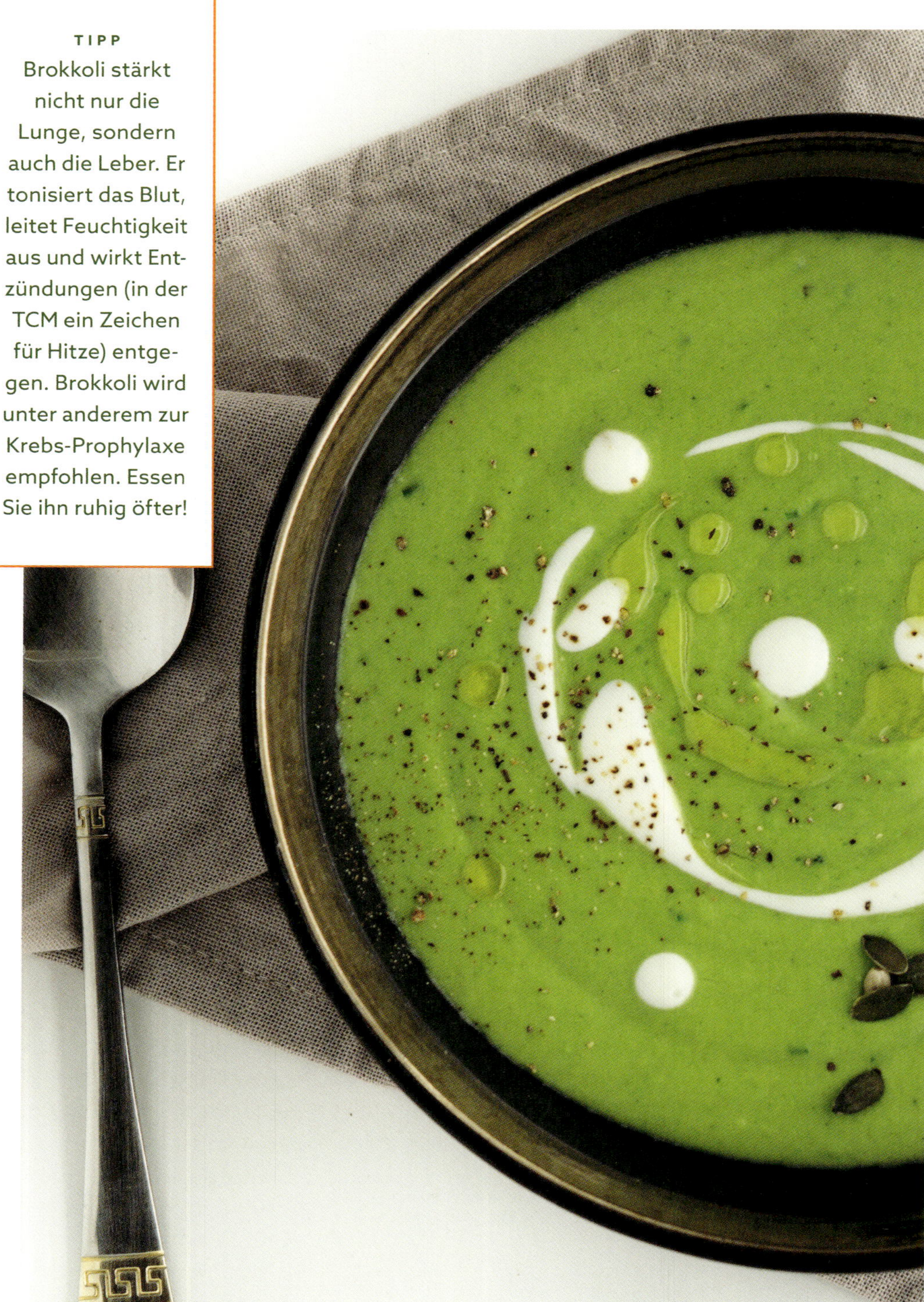

BROKKOLICREMESUPPE

Stärkt das Lungen-Qi und das Blut, leitet Feuchtigkeit aus.

1 Brokkoli
1 kleine mehlige Kartoffel
100 g Sellerieknolle
1 l Wasser
1 große Prise gemahlene Koriandersamen
1 große Prise gemahlener Kreuzkümmel
1 große Prise getrockneter Thymian
Salz
100 ml Sahne
frische Petersilie nach Geschmack, klein geschnitten
3 EL Kürbiskerne

Den Brokkoli vom Strunk befreien, holzige Stellen am Stiel wegschneiden, putzen und in größere Stücke schneiden. Kartoffel und Sellerieknolle schälen und klein schneiden. Alles in einem größeren Topf mit etwa 1 l Wasser aufgießen (je weniger Wasser, desto cremiger wird die Suppe). Mit Koriander und Kreuzkümmel, getrocknetem Thymian und Salz würzen. Aufkochen und etwa 15 Minuten kochen lassen.

Dann mit etwas Sahne pürieren und abschmecken.

Mit Petersilie oder anderen frischen Kräutern sowie Kürbiskernen anrichten.

VARIANTEN

Für einen exotischeren Geschmack fügen Sie 150 ml Kokosmilch statt der Sahne zu – und mehr vom intensiv schmeckenden Kreuzkümmel. Mit weniger Wasser wird ein köstliches Püree aus der Suppe. Sie können es zu Getreidelaibchen, Ofenkartoffeln oder Reis genießen.

IMPFUNGEN AUS SICHT DER TCM

In der TCM gilt Impfen als starker Eingriff ins Immunsystem und wird eher nicht empfohlen. Ich möchte hier keine Empfehlung pro oder contra Impfen aussprechen, da ich denke, dass dies jeder selbst entscheiden muss, gerade in Zeiten, in denen wir es mit neuen Viren wie Sars-Cov-2 zu tun haben. In den folgenden Zeilen finden Sie Empfehlungen, wie Sie sich mit der passenden Ernährung unterstützen können, um eine Impfung bestmöglich zu vertragen.

Viren gelten in der TCM als Feuchte Hitze und Hitze-Toxine. Sie werden beim Impfen in kleinster Menge direkt in die Blutschicht eingebracht (dies ist eine allgemeine Darstellung ohne Berücksichtigung der Unterschiede hinsichtlich RNA-Impfstoff, Tot- oder Lebendimpfstoff).

Bei einem normalen Verlauf einer Erkältung oder eines Infekts kommt der Krankheitserreger zuerst in die oberste Schicht, also unter die Haut, und arbeitet sich dann weiter in die Tiefe vor (wenn wir ihn nicht rechtzeitig aus dem Körper ausleiten, siehe Kapitel „Erkältung“, → *Seite 60*). Bei diesem Verlauf hat der Körper ausreichend Zeit, sich mit dem Erreger auseinanderzusetzen und alle seine natürlichen Mechanismen auszuführen, um die Krankheit zu überwinden. Ein Beispiel ist die Entwicklung von Fieber, also von Hitze, um den Krankheitserreger über Schwitzen auszuleiten. Ein anderes Beispiel ist die Produktion von Schleim, der den Virus oder die Bakterien über den Auswurf bei Husten oder über die Nase aus dem Körper entfernt.

Beim Impfen gelangt der Erreger, wenn auch stark abgeschwächt, direkt in die Blutschicht, die in der TCM als tiefste Schicht im Körper gilt. Das heißt, die toxische beziehungsweise Feuchte Hitze („heißer Schleim“) gelangt an einen Ort, aus dem sie nicht so einfach ausleitbar ist wie aus den oberen Schichten.

Durch die passende Ernährung und Vorbereitung des Körpers können wir uns auf diesen Angriff vorbereiten, außerdem sind TCM-Kräuter hilfreich, die Sie sich bei einem TCM-Arzt verschreiben lassen können. Fangen Sie mit den Vorbereitungen schon ein oder zwei Wochen vor der Impfung an und achten Sie auch nach der Impfung eine Zeit lang auf die richtige Ernährung. Wenn Sie keine TCM-Kräuter nehmen wollen, ist die Ernährung alleine auch hilfreich!

Lassen Sie sich generell nur impfen, wenn Sie ganz gesund sind. Weil eine Impfung den Körper anstrengt, ist eine gute gesundheitliche Verfassung empfehlenswert.

Neigen Sie zu innerer Hitze, wie häufigem Schwitzen, rotem Kopf, Hitzewallungen, Sodbrennen, Akne, Neurodermitis, entzündetem Zahnfleisch, Gastritis oder

Darmentzündungen? Dann ist die richtige Begleitung der Impfung für Sie besonders wichtig, denn durch den Impfstoff wird Hitze in den Körper eingebracht, die bereits vorhandene Hitze und ihre Symptome verstärken kann.

Mit diesen Tipps erhöhen Sie die Wahrscheinlichkeit, die typischen Nebenwirkungen von Impfungen wie Rötungen, Unwohlsein, Fieber, Kopf- und Gliederschmerzen zu vermeiden.

EMPFEHLUNGEN VOR EINER IMPFUNG

Beginnen Sie mit den Maßnahmen ca. zwei Wochen vor der Impfung und behalten Sie sie nach erfolgter Impfung zwei weitere Wochen bei:

- Meiden Sie scharfe, erhitzende Gewürze (Knoblauch, Pfeffer, Chili, Ingwer, Zimt, Gewürznelken, Anis) und die Tees daraus.
- Verzichten Sie auf Alkohol.
- Essen Sie überwiegend pflanzliche Kost und reduzieren Sie Fleisch, Milchprodukte und Eier.
- Günstig sind Gemüsesuppen und gekochtes Gemüse, Reis, Polenta und Hirse, Kartoffeln, Hülsenfrüchte, Apfelkompott sowie in Maßen Salat und saisonales Obst als Rohkost.
- Essen Sie möglichst wenige Süßigkeiten.
- Trinken Sie weniger Kaffee als gewohnt, dafür mehr warmes bis heißes Wasser und kühlende Kräutertees wie chinesische Chrysanthemenblüten, Grüntee, Kamille, Löwenzahn, Melisse, Pfefferminze.
- Gönnen Sie sich mehr Ruhe und Entspannung als üblich und meiden Sie starke körperliche Belastungen sowie übermäßigen Stress.

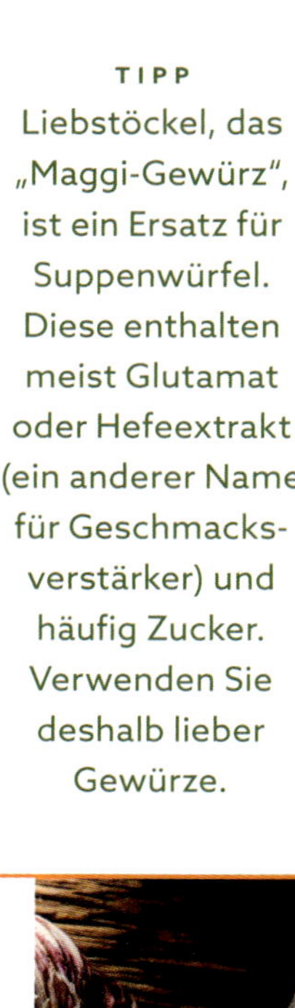

TIPP

Liebstöckel, das „Maggi-Gewürz", ist ein Ersatz für Suppenwürfel. Diese enthalten meist Glutamat oder Hefeextrakt (ein anderer Name für Geschmacksverstärker) und häufig Zucker. Verwenden Sie deshalb lieber Gewürze.

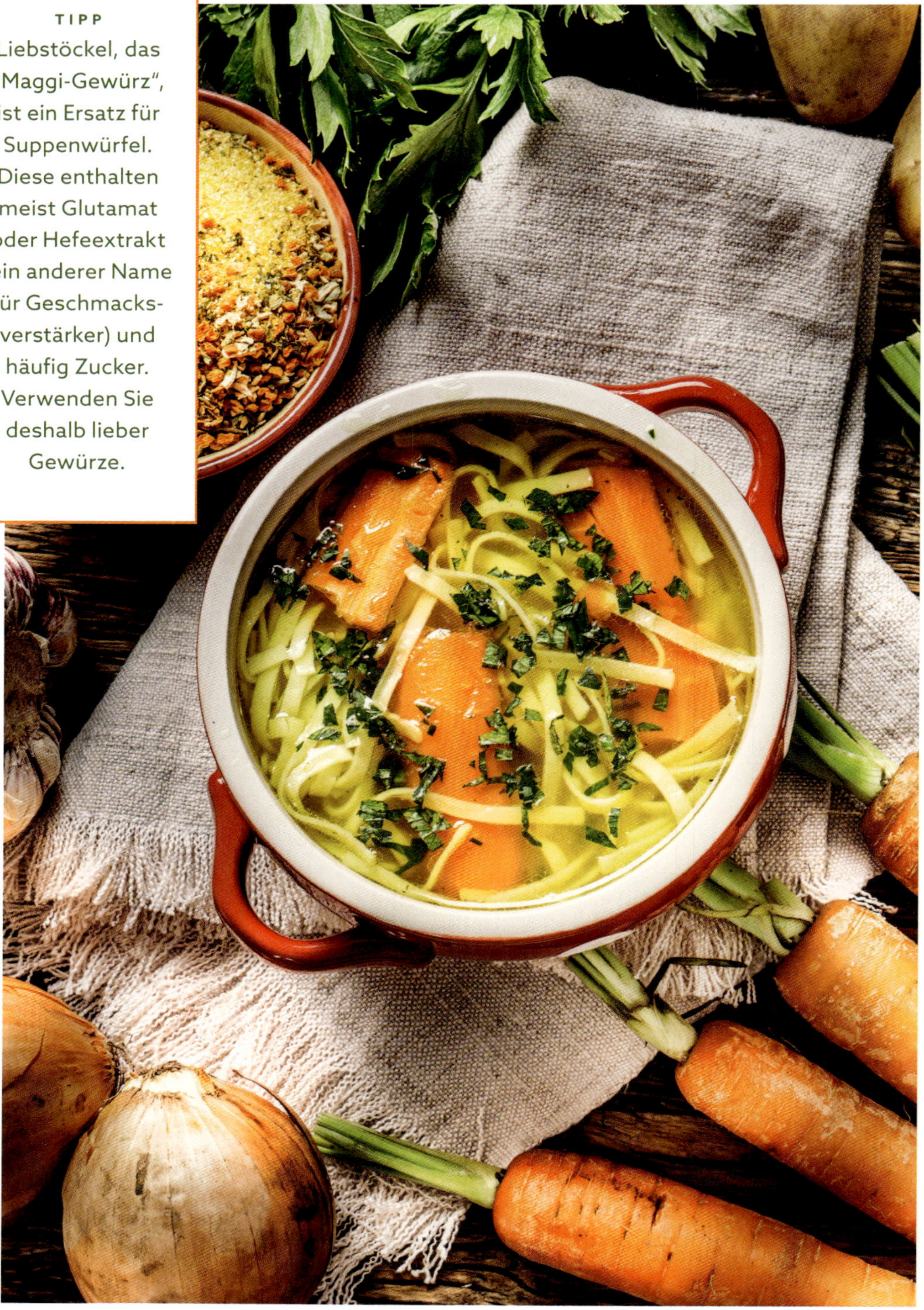

GEMÜSEKRAFTSUPPE

Stärkt Milz-Qi, Blut, die Lunge und das Abwehr-Qi, wirkt entschleimend

1 kleine Sellerieknolle
3 große Karotten
3 gelbe Rüben oder Petersilienwurzeln
1 Stück Lauch (15 cm)
½ Bund Petersilie
ca. 2 l Wasser (je nach Kochzeit)
3 TL Liebstöckel (frisch oder getrocknet)
2 TL Thymian
1 TL gemahlener Kümmel
1 Stück Ingwer (2 cm)
Salz

Sellerieknolle schälen und klein schneiden. Restliches Gemüse und den Großteil der Petersilie putzen, eventuell schälen und klein schneiden. Restliche Petersilie zum Dekorieren aufheben. Ingwer schälen und klein schneiden oder raspeln.

Alles in einem großen Topf großzügig mit Wasser bedecken und aufkochen. Gewürze und Salz zugeben. Mindestens 2 Stunden kochen. Wasser nachgießen, wenn es zu wenig wird. Je länger die Suppe kocht, desto aromatischer wird sie. Mit Suppennudeln und frischem Schnittlauch servieren.

Das ausgekochte Gemüse kann mitgegessen werden, oder man kocht am Ende frisches Gemüse mit. Sie können das ausgekochte Gemüse auch pürieren und mit Haferflocken und etwas Mehl und Ei zu Bratlingen verarbeiten.

VARIANTE

Kochen Sie diese Suppe in einer größeren Menge vor und füllen Sie die reine Brühe noch heiß in saubere Schraubgläser. Stellen Sie diese auf den Kopf, sodass ein Vakuum entsteht. Dann abkühlen lassen und im Kühlschrank aufbewahren. Mit diesem Vorrat an Brühe können Sie jederzeit eine schnelle Suppe bereiten. Auch beim Kochen von Risotto oder anderem Getreide gibt die Brühe Geschmack.

HÜHNERKRAFTSUPPE

1 zerlegtes Suppenhuhn oder Hühnerteile
1 kleine Sellerieknolle
3 große Karotten
3 gelbe Rüben oder Petersilienwurzeln
1 Stück Lauch (15 cm)
½ Bund Petersilie
ca. 3 l Wasser (je nach Kochzeit)
3 TL Liebstöckel (frisch oder getrocknet)
2 TL Thymian
1 TL gemahlener Kümmel
1 Stück Ingwer (2 cm)
Salz

Stärkt das Milz-Qi, das Blut, die Lunge und das Abwehr-Qi, wirkt wärmend und kräftigend

Sellerieknolle schälen und klein schneiden. Restliches Gemüse und den Großteil der Petersilie putzen, eventuell schälen und klein schneiden. Restliche Petersilie zum Dekorieren aufheben. Ingwerwurzel schälen und klein schneiden oder raspeln.

Gemüse und Hühnerteile reichlich mit Wasser bedecken und aufkochen. Gewürze und Salz zugeben. Mindestens 2 Stunden kochen. Eventuell Wasser nachgießen. Je länger die Suppe kocht, desto wärmender wird sie.

Nach einer Stunde das feine Fleisch der Hühnerbrust und eventuell der Beine entfernen und aufheben zur weiteren Verwendung, den Rest des Huhns weiterkochen lassen.

Absieben und die Brühe verwenden oder in Schraubgläser füllen. Ausgekochtes Gemüse entsorgen oder anders verwenden.

VARIANTE

Um Ihrem Immunsystem den Extra-Kick zu geben, kochen Sie ein Stück Astragaluswurzel (Radix Astragali, Huang Qi oder Tragant) in der Suppe mit. Diese baut besonders das Milz-Qi und das Lungen-Qi sowie das Abwehr-Qi (Wei-Qi) auf. Erhältlich in TCM-Apotheken.

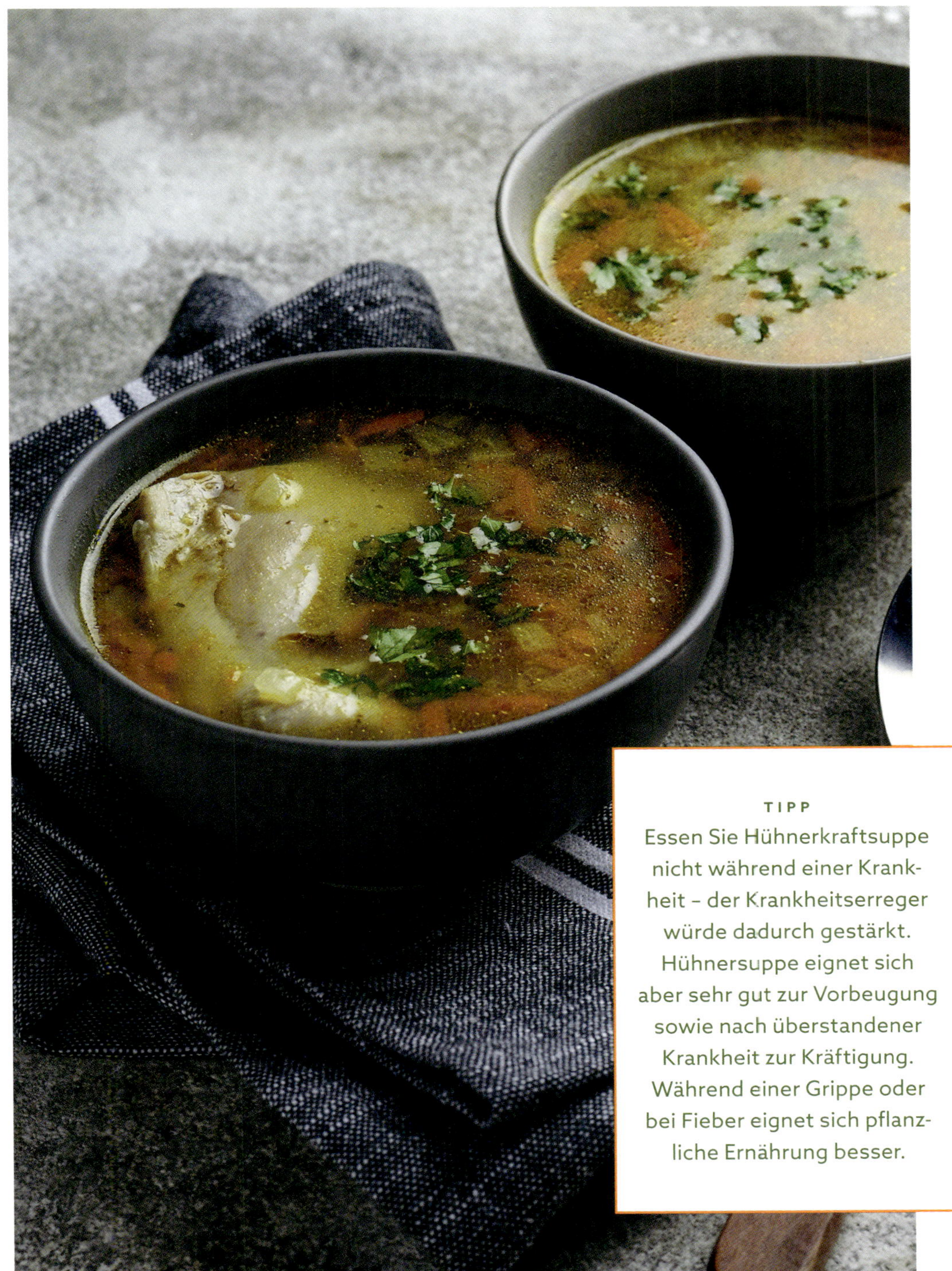

TIPP

Essen Sie Hühnerkraftsuppe nicht während einer Krankheit – der Krankheitserreger würde dadurch gestärkt. Hühnersuppe eignet sich aber sehr gut zur Vorbeugung sowie nach überstandener Krankheit zur Kräftigung. Während einer Grippe oder bei Fieber eignet sich pflanzliche Ernährung besser.

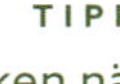

TIPP

Eier wirken nährend, da sie Qi und Blut aufbauen. In Verbindung mit Brot oder Schinken können sie jedoch zu innerer Feuchtigkeit und Qi-Stagnation führen. Kombinieren Sie Eier deshalb immer mit gekochtem Gemüse, Pilze etwa wirken entschleimend und entgiftend. Auch Ingwer, Radieschen und Schnittlauch tragen dazu bei, Eier bekömmlicher zu machen.

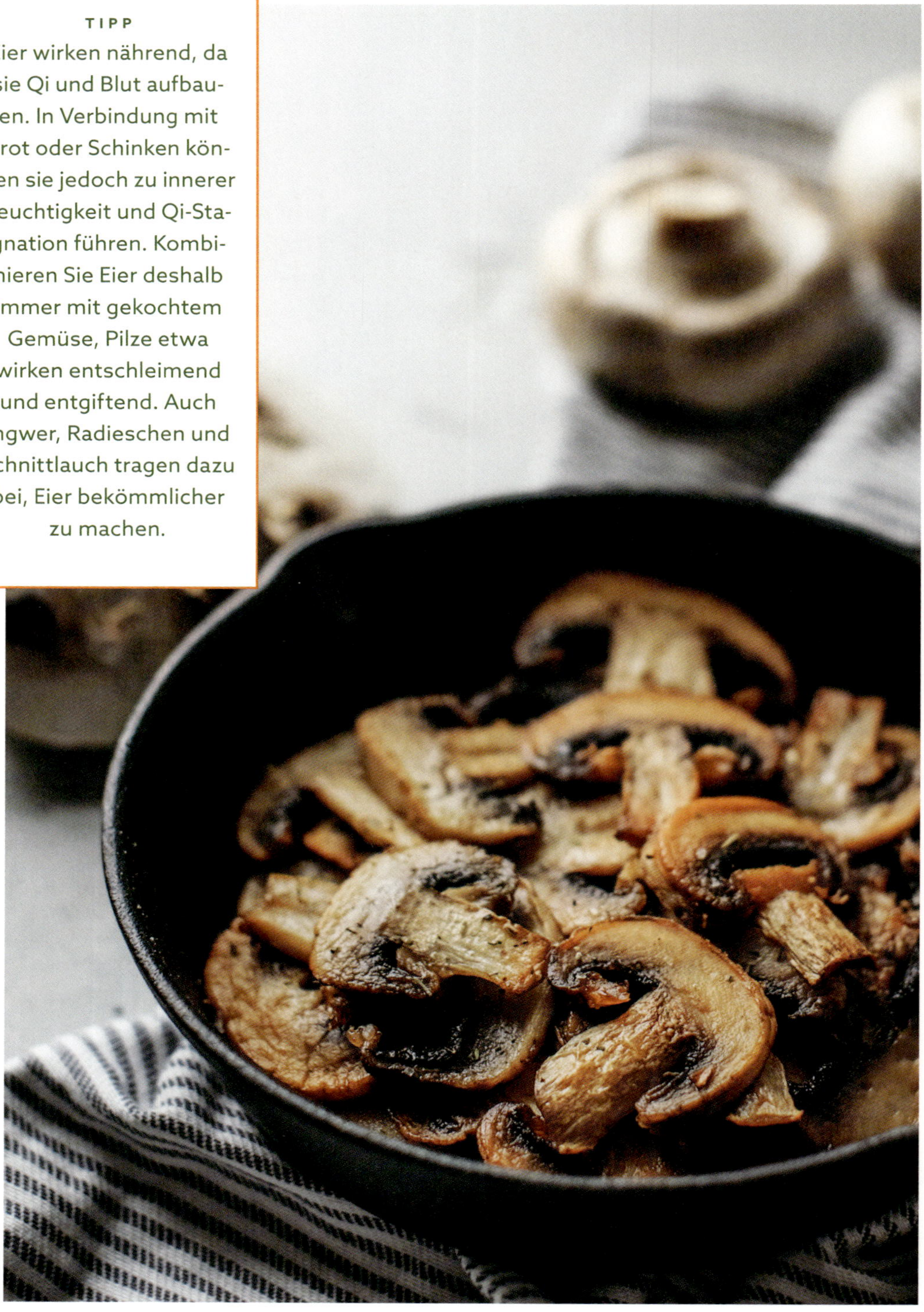

GEBRATENE PILZE MIT SPIEGELEIERN

Stärkt und bewegt das Qi, wirkt entschleimend

500 g Champignons und
andere Pilze nach Geschmack
4 EL Olivenöl
1 große Prise gemahlene Koriandersamen
1 TL Kräuter der Provence
1 Stück Ingwer (1 cm)
Salz
1 TL Butterschmalz
6–8 Eier (1–2 Spiegeleier pro Person)
4 Radieschen
Schnittlauch nach Geschmack

Pilze putzen, mit dem Geschirrtuch abreiben und in dünne Scheiben schneiden. In einer großen Pfanne mit Olivenöl, Koriandersamen, Kräutern der Provence und der geschälten und geriebenen Ingwerwurzel ca. 10 Minuten dünsten, salzen.

In einer anderen großen, beschichteten Pfanne das Butterschmalz schmelzen und die Eier hineinschlagen. Bei mittlerer Temperatur stocken lassen, abschmecken.

Radieschen und Schnittlauch putzen und klein schneiden, alles gemeinsam anrichten und genießen.

VARIANTEN

Sie können die Eier gleich über die Pilze in die Pfanne schlagen, so geht es noch einfacher. Oder Sie verarbeiten die Pilze mit 2 EL saurer Sahne zu einer cremigen Soße.

REZEPTREGISTER

LITERATURVERZEICHNIS

Ulrike von Blarer Zalokar u. a., Praxisbuch Nahrungsmittel und Chinesische Medizin, Schiedlberg 2011

Pema Chödrön, Wenn alles zusammenbricht, München 2001

Deepak Chopra, Die sieben Schlüssel zum Glück, München 2012

Claude Diolosa, https://diolosa.com/wp-content/uploads/2018/09/Avicenna-News-10-Impfungen-Teil-2.pdf (Zugriff 16.02.2021)

Ute Engelhardt/Carl-Hermann Hempen, Chinesische Diätetik, München 2006

Bob Flaws, Chinesische Heilkunde für Kinder, Sulzberg 1998

Claudia Focks/Norman Hillenbrand (Hg.), Leitfaden Chinesische Medizin, München 2006

Ted J. Kaptchuk, Das große Buch der chinesischen Medizin, Frankfurt a. M. 2006

Paul Pitchford, Healing with Whole Foods, Berkeley 2002

Planet Wissen, https://www.planet-wissen.de/natur/forschung/epigenetik/index.html (Zugriff 26.02.2021)

Florian Ploberger, Das große Buch der westlichen Kräuter aus Sicht der Traditionellen Chinesischen Medizin, Schiedlberg 2015

Thich Nhat Hanh, Versöhnung mit dem inneren Kind, München 2011

Maya Thüler, Wohltuende Wickel, Worb 1998

Karin Wallnöfer, Chinesische Medizin verstehen, Norderstedt 2016

Georg Weidinger, Die chinesische Hausapotheke, München 2015

Georg Weidinger, Chinesische Medizin gegen Krebs, Forchtenstein 2020

www.heilkraeuter.de, Infos zur Wirkung der Kräuter

Katharina Ziegelbauer, TCM Praxis. Einfache Anwendungen in der Ernährung, Wien 2016

Katharina Ziegelbauer, Das ABC der Verdauungsbeschwerden, Wien 2019

Katharina Ziegelbauer, Mit Yin & Yang im Wechsel – TCM-Ernährung und Rezepte für die Frau ab 40, Wien 2020

ENDNOTEN

1 Deepak Chopra, Die sieben Schlüssel zum Glück, München 2012

2 Thich Nhat Hanh, Versöhnung mit dem inneren Kind, München 2011

3 Katharina Ziegelbauer, Das ABC der Verdauungsbeschwerden, Wien 2019 (Grafik „Kochtopf-Modell" der TCM von Hermann Vogtenhuber)

4 Georg Weidinger, Die chinesische Hausapotheke, München 2015; Georg Weidinger, Chinesische Medizin gegen Krebs, Forchtenstein 2020

5 Florian Ploberger, Das große Buch der westlichen Kräuter aus Sicht der Traditionellen Chinesischen Medizin, Schiedlberg 2015

6 Ute Engelhardt/Carl-Hermann Hempen, Chinesische Diätetik, München 2006

7 Florian Ploberger, Das große Buch der westlichen Kräuter aus Sicht der Traditionellen Chinesischen Medizin, Schiedlberg 2015

8 Ute Engelhardt/Carl-Hermann Hempen, Chinesische Diätetik, München 2006, S.135

9 Ute Engelhardt/Carl-Hermann Hempen, Chinesische Diätetik, München 2006

ABBILDUNGSVERZEICHNIS

Adobe Stock: Vorderklappe außen (Picture Partners), 10 (nenetus), 29 (Picture Partners), 44 (Jukov studio), 51 (jarafoti), 63 (saharosa), 64 (Daniela), 72 (volff), 94 (vaaseenaa), 99 (dule964), 101 (geshas), 104 (fotoknips), 111 (nata_vkusidey), 112 (Esin Deniz), 115 (A_Lein), 117 (Arundhati), 125 (JoannaTkaczuk), 131 (Ксения Овчинникова), 132 (Liubaska), 139 (Yulia Furman)

Getty Images: COVER/Vorderklappe innen (Foxys_forest_manufacture), Hinterklappe innen (Natalia Barliaeva), 8 (4X-image), 14 (FreshSplash), 22 (Vera_Petrunina), 25 (vaaseenaa), 26 (Maridav), 36 (Yazgi Bayram), 39 (GMVozd), 41 (skynesher), 47 (Marihakitchen), 48 (nata_vkusidey), 50/52/53 (robynmac), 54 (klenova), 57 (Daria Yakovleva), 61 (CarlaMc), 65 (tfazevedo), 70 (PixelsEffect), 73 (Tingting Wu), 74 (AnnaPustynnikova), 81 (Fascinadora), 82 (robynmac), 84 (VeselovaElena), 89 (luchezar), 96 (robynmac), 97 (Qwart), 98 (Lilechka75), 102 (Derkien), 107 (ALLEKO), 108 (Elena_Danileiko), 119 (Rike_), 129 (AtlasStudio), 133 (IgorDutina), 136 (MarianVejcik), 140 (Sergey Ovchinnikov)

Hermann Vogtenhuber: 34, 38

IMPRESSUM

STYRIA
BUCHVERLAGE

ISBN 978-3-7088-0806-2

Bücher aus der Verlagsgruppe Styria gibt es
in jeder Buchhandlung und im Online-Shop
www.styriabooks.at

Covergestaltung: Barbara Reiter, Bureau A/O
Layout: Barbara Reiter, Bureau A/O
Lektorat: Sabine Edith Braun
Projektleitung: Jasmin Parapatits

Druck und Bindung: Florjančič tisk, Maribor
Printed in the EU
7 6 5 4 3 2 1

HINWEIS: Die Autorin hat für die Inhalte dieses Buches noch bestem Wissen und Gewissen recherchiert und stellt mit den angebotenen Informationen keinen Anspruch auf Vollständigkeit. Weder sie noch der Verlag können Haftung in Bezug auf die Inhalte übernehmen.

Liebe Leserin, lieber Leser,
hat Ihnen dieses Buch gefallen?
Dann freuen wir uns über Ihre
Weiterempfehlung!
Erzählen Sie in Ihrem Freundeskreis
davon, in Ihrer Buchhandlung oder
bewerten Sie das Buch online.

Wollen Sie weitere Informationen
zum Thema? Möchten Sie mit den
Autorinnen in Kontakt treten?
Wir freuen uns auf Austausch und
Anregung unter
leserstimme@styriabooks.at

Inspiration, Geschenkideen und gute
Geschichten finden Sie auf
www.styriabooks.at